知的生きかた文庫

脳はバカ、腸はかしこい

藤田紘一郎

JN153781

三笠書房

はじめに

「腸を元気にする」と、脳も体もいきいきする！

私は「脳はバカ、腸はかしこい」と心から思っています。

本書でおいおい記していきますが、「脳はバカ」と私がことさら強調する理由は、**脳は自分の快感だけを求めて、しばしば暴走を引き起こす**からです。

脳は意志薄弱で、ストレスにさらされると、すぐに目の前の快楽に飛びつくようです。わかりやすいのは、ダイエットにつきもののリバウンドです。

「肥満は体に悪いからやせたい」と食事制限のダイエットを始めてみたものの、すぐに我慢が限界に達して、今まで以上に食べるようになってしまった……。

こうした苦い経験のある人は多いと思いますが、実はこれ、脳にとってはきわめて自然なことなのです。**脳は自分を満足させるためなら、体に悪いことでも平気で実行しようとする**からです。脳が暴走を引き起こすのはそのためです。

現代日本の食生活は、狂ってきていると思います。「糖質」の摂りすぎに加え、「悪い油」を繰り返し毎日のように摂っています。それもこれも、脳が自分の快感だけを求めて暴走した結果です。それが、私たちの心と体の健康を蝕《むしば》んでいるのです。うつなどの心の病気がこんなに増えているのも、アトピーやぜん息などのアレルギー性疾患が増えているのも、私たちの間違った食生活が原点にあります。そして、その間違った食生活は、脳の暴走と密接に関わり合っているのです。

脳が暴走をしないように上手にコントロールすることができれば、自然と心も体も健康になって、いきいきと楽しく過ごすことができるようになります。

では、もう一方の「腸は、なぜかしこい」のでしょうか?

実は、**腸は脳をコントロールするときに大切な役割を果たしている**のです。

自分の快楽だけを求めて常に暴走しようとするバカな脳と違って、腸はいつも身体全体のことを懸命に考え続けています。腸は、脳のように意志薄弱ではありません。

私は数年前に、脳内幸せ物質であるセロトニンやドーパミンが腸で合成され、その前駆体が腸内細菌によって脳内に運ばれていることを報告しました。

腸内細菌がバランスよく多量に存在しないと、私たちは幸せな気分になれません。**「幸せ」を作っているのは腸だった**のです。

脳こそがすべてをつかさどっている司令塔で、その他の臓器は脳の指令のもと下働きをするだけだと思われていたのは大間違いだったのです。

日本は世界一長寿の国と言われていますが、実際は点滴など多くの管で繋《つな》がれ、介護を受けながら、ただ息だけして寿命を終える人が多いのが現実です。

高齢になってもいきいき元気で生きるためには、「脳の暴走を抑える」、つまり、**間違った食生活を正し、腸を元気にすることが不可欠**なのです。

本書では「暴走した脳にあやつられる私たち」や、「どのようにすれば腸が元気になるか」についても考察してみました。そういう意味では、本書は世間に数多《あまた》ある「脳」本の一歩先を行く「腸」本と言えるかもしれません。

腸を可愛がれば、心も体も健康になり、頭もよくなると確信しています。

本書を読み、ぜひ皆さんの腸を元気にして、バカな脳を上手に飼い慣らすきっかけにしてほしいと願っています。

藤田紘一郎

『脳はバカ、腸はかしこい』◇もくじ

1章　腸が脳よりかしこい

2章

幸せな脳は腸が作る

3章 腸を可愛がれば、頭がよくなる

4章

食べ物は脳をだます、腸はだまされない

本文DTP　宇那木 孝俊
本文イラスト　なかむらるみ

1章

腸が脳よりかしこい

日本の「高齢化と少子化の謎」を解く

本章のはじめに、今日本が抱えている重大な課題について述べてみようと思います。それは日本の「**高齢化**」と「**少子化**」の問題です。

まず日本人の年齢構成を見てみましょう。

２００５年は０～14歳までの子どもが占める割合は13・８％で65歳以上は20・２％です。この間の15～64歳が66％を占めています。

この年代の人は高齢者の面倒を見ることができる、働き盛りの人たちです。この66％を65歳以上の20・２％で割り算しますと、値は３・３になります。つまり一人の高齢者を３・３人の働き盛りの人たちが面倒を見ていることになります。

ところが将来の日本人の年齢構成を見ますと、たとえば２０５０年になると、その値が１・３になります。つまり一人の高齢者を一人の働き手が面倒を見なければならない時代になるということです。

日本衛生材料工業連合会は、数年以内に大人用紙おむつの生産量が、乳幼児用の生産量を追い越す見込みだと発表していました。２０５０年には子どもがほとんどいなくなり、**人口の４割が65歳以上になる**と予想されています。**日本人の５人のうち２人が高齢者**ということになるのです。

子どもが産まれず、一方では働いていない高齢者が半分近くいる国、そんな状態がすぐ近くに迫っているのが日本という国なのです。

なぜこんなことになったのでしょうか。

２００５年に最も子どもを産んでいる女性の年代は30歳代です。

しかし今から約50年前の１９７０年では、25歳くらいの女性が最も子どもを多く産んでいました。今の30歳代女性の2倍くらい出産していたということです。

現在は40歳以降の女性たちはほとんど子どもを産んでいませんが、約50年前は40歳代の女性でも結構たくさん子どもを産んでいました。漫画のサザエさんのような、歳の離れた兄弟姉妹も多く、若い人も中年以降の人も、昔はたくさん子どもを産んでいたのです。

なぜ最近の日本でこんなに少子化が進んだのでしょうか。

それは平均的に女性が子どもを産まなくなったという説と、適齢期の女性が結婚しなくなったという説を唱える人がいます。たとえば、総務省の調査によると、原因は適齢期の女性が結婚しなくなったからだとしています。

それではなぜ適齢期の女性が結婚しなくなったのでしょうか。

その原因は結婚相手の年収だという意外な答えをした人がいました。東京大学の石浦章一名誉教授です。

東京都の調査で未婚の女性に「結婚相手の年収はどのくらいを望みますか?」と質問したところ、**「年収600万円以上」と回答した人が全体の40%以上いた**ということです。「年収にはこだわらない」と答えた人が約30%で、「200万円でいい」という答えを示した人はたったの4%でした。

そこで石浦教授は東京都の未婚男性の年収がどれくらいかを調べました。年収600万円以上稼いでいる男性は3・5%しかいませんでした。年収400万〜600万円の人は19・5%、200万〜400万が最も多く、43・2%でした。

つまり東京都の独身男性の年収はだいたい200万〜400万円くらいなのに、女性は結婚相手の年収が600万円以上であることを望んでいるというわけです。

600万円以上の年収をとっている人は未婚男性といっても40歳を過ぎても一人で人生を楽しんでいる男性がほとんどだったということです。これでは適齢期の女性は結婚するはずがないと石浦教授は述べています。

一方ではこのような調査報告もあります。

楽天グループの結婚情報サービス「オーネット」の全国調査（2011年5月13日～16日実施）によると、20～40歳代の結婚適齢期の女性が結婚相手を選ぶ際に重視することの1位は性格、2位は愛情、3位は健康、4位は収入、5位は容姿・外見でした。

そして相手に求める年収は20～40歳代の未婚女性の47・6％が、20代女性は58・5％の過半数が年収400万円台でよいと答えています。年収300万円台だと全体では22・0％と大幅にダウンしていました。

東京都と全国の調査結果では全然異なったものになっていますが、いずれにしても**日本人の女性は、結婚に対して細かい理想を掲げすぎている**と、私には思えるのです。

過去にはいわゆる3高（高身長、高学歴、高収入）から、近年ではレディーファーストト（低姿勢）、安定した職業（低リスク）、相手を束縛しない（低依存）の3低に変わり、さらに現在は**平均的な年収、平凡な外見、平穏な性格といった3平《サンペイ》**だと言われています。考えてみると昔はこんなことはなかったと思います。

結婚相手を選ぶときに相手の収入は確かに少しは影響されたかもわかりません。しかし昔の日本ではお見合い結婚など、自分で決められない婚姻も多くあったはずです。なのに現在より離婚率は低く、幸福度は高かったと言われます。男性も女性も自分の運命に抗《あらが》わず、出会いと直感を大切にし、あるがままに生きていたように思います。

現代の人たちは、**結婚の理想を頭で考えすぎている**のかもしれません。

「脳」で考える日本人、「身体」で考えるフランス人

内閣府が行なった少子化に関する国際意識調査で「結婚生活を円滑に送る上で大切なこと」は何かについて国際比較が行なわれています。

日本、韓国、アメリカ、フランス、スウェーデンの20~49歳までの男女1000人

について調査されたものです。

日本以外の国は8〜9割が「お互いの誠実」を第一条件として挙げていました。これに対し日本では56％とかなり低くなっていました。

第2位に上げられた項目は日本、韓国、アメリカでは「十分な収入」であり、フランスでは「性的魅力の保持」になっていました。「性的魅力の保持」はアメリカでも第3位となっており、フランスやアメリカはお互いに異性として魅力的であり続けることが夫婦円満の秘訣と強く意識されているようです。

逆に日本や韓国では欧州や米国に比べて「性的魅力の保持」を挙げた人は極端に低く、2・8％でした。

また2001年に行なわれたDurex社の調査で生活スタイルの国際比較を見てみると、普段の生活の中で自分が一番重要だと思っていることについて「セックス」と答えた国は、1位がイタリアで38％、次にオランダ、スペイン、ドイツ、アメリカと続き、フランスは30％で7位でした。

逆に日本は極端に低く7％で、中国やインドなどとともに低い値を示しました。日本で上位になったものは「友人と外出」や「睡眠」であり、フランスやアメリカとは重要度の違いが極まっていました。

同じくDurex社が2005年に、世界41カ国のセックス頻度と性生活満足度を調べています。その結果、セックスの回数はフランス、イギリス、ギリシャなどが多く、いずれも年120回を超していました。

一方、**世界で最もセックスをしない国は日本で年45回と極端に低い回数**でした。性生活の満足度も24%と、中国と並んで世界最低の値でした。

この結果は憂うべき状況だと考えたほうが良いでしょう。

なぜ現代の夫婦がセックスに対して積極的になれないのでしょうか。それを朝日新聞インターネット調査「夫婦1000人に聞く」(2001年)で明らかにしています。

女性の1位は「面倒くさい」、男性の1位は「仕事で疲れている」がダントツの理由になっています。

フランスでもかつては日本と同じように婚姻数が減ったことがありました。1975年から85年の10年間に30%減少し、1994年の出生率は1・66人まで下がりました。

1970年代までのフランスは、離婚・中絶・避妊は禁止、なのにレイプは罪にならないというような、男女平等ではなく、カトリックの厳しい教えと男性が中心の社会でした。

しかし1968年の五月革命をきっかけとして、教会を頂点とする権威に反発し、保守的な価値観を少しずつ崩していきます。それから徐々にフェミニズム運動が起こり、女性の地位や権利を確立してきました。

恋愛・セックス・子どもを産む自由、そして経済力を手に入れた女性は、自分で自由に人生の選択ができるようになりました。結果、結婚しなくても同棲をし、子どもができても結婚にこだわらず、「結婚は必要ない」と考えるカップルが増えたのです。

そして1999年、PACS（Pacte civil de solidarite）（同性または異性の成人二人による共同生活を結ぶための契約）が民法改正により認められました。もともとはゲイカップルの救済措置のために作られた法律でしたが、約9割は男女のカップルがこの契約を結んでいるということです。

これは、お互いに対する義務もなければ保障もないユニオン・リーブル（事実婚）と、結婚とのちょうど中間にあたるもので、税金の控除や財産権の引き継ぎなどにメリットが生まれます。結果、**婚姻数は減少しながらも出生数は増加した**ということです。

このようにPACSや事実婚を国が認め、それらについてフランス人も偏見を持たない自由さは、日本では到底真似することができないかもしれません。結婚しないと子どもは産めないとか、子どもを産んだら結婚しなくてはならないという考え方に縛られ、日本人は、恋愛やセックスを楽しんでするることは無理になったのでしょう。

結婚相手の性格や年収に強くこだわり、脳で考えた理想ばかりを掲げるよりも、家族や友人に囲まれて、愛することを楽しむことを大切にするフランス人。

日本人は「幸せ」について脳で考えすぎていると思います。身体全体や直感で現在を精一杯楽しんでいるアムール（愛）の国、フランスの素晴らしいところは、「脳で考えすぎないこと」なのかもしれません。

「食べすぎると、性欲がなくなる」って本当？

今、日本で問題になっているのは**子どもが生まれない社会**になってきたことです。

私たちがよかれと思って作ってきた文明が、セックスレスの若者を多数生んだからです。実は**その原因は「脳と腸」にある**ということを、次に述べてみたいと思います。

生物に最初に備わった臓器は、脳でも心臓でもなく腸でした。ヒドラやイソギンチャク、クラゲなどの腔腸《こうちょう》動物には脳がなく、腸が脳の役割までしていました。神経系にとって最初に特殊化した細胞、ニューロンと呼ばれる神経細胞が出現したのが腔腸動物の腸だったのです。

やがて、生物はいろいろな大きさの脳を持つように進化したのですが、最初にできた脳は、もっぱら性行動をつかさどっていました。腸から発展していった原始的な脳が、性行動に関わっていたのです。

その結果、人間の脳には「食欲」と「性欲」とが今でも隣り合った部位に存在しています。つまり、**「食べること」と「セックスすること」とは同じ水源にある**ということです。したがって、食べすぎると性欲がなくなります。逆に性欲が抑えられると、異常に食べたくなるのです。

ハエでも失恋すると、暴食したりアルコールをより多く摂取したりするという研究報告があります。

カリフォルニア大学サンフランシスコ校のU・ヘーベルライン教授（解剖学・神経

学）らの研究チームは、メスに交尾を断られ欲求不満になったオスのショウジョウバエは悲しみを紛わすために食欲や酒に逃げるという、ハエと人間との意外な共通点を明らかにする実験結果を科学誌「サイエンス」に発表しました。

オスのショウジョウバエを交尾経験のあるメスおよび未経験のメスと一緒に容器に入れ、行動を観察しました。そうすると未経験のメスはオスの求愛を受け入れすぐに交尾をしましたが、交尾後のメスは一定時間、オスに興味を示しませんでした。これは交尾の際にオスが精子と一緒に送り込む性ペプチドが原因でした。

一方、交尾を拒否されたオスは、たとえ未経験のメスと一緒にされても求愛行動をしなくなりました。そこで、交尾を拒否されたオスをメスと隔離し、15％のアルコールを含む餌と通常の餌の2種類を設置した容器に入れたところ、これらのオスはアルコール入りの餌を浴びるように摂取し始めました。

メスに拒絶されたオスの脳内を調べると、神経伝達物質「ニューロペプチドF」が減少していることが確認されました。一方、メスと交尾をして性的に満たされたオスの脳内の「ニューロペプチドF」レベルは高い状態でした。

研究チームは、「ニューロペプチドF」の脳内レベルによってアルコールへの衝動が引き起こされたと見ています。

人間の脳にも類似の「ニューロペプチドY」という神経伝達物質が存在します。このため研究チームでは、人間の脳がアルコール依存や薬物依存に陥るメカニズムを解明するのに、今回の発見が役立つのではないかと期待しています。

さてここで、なぜ日本人がセックスレスになったかについて考えてみたいと思います。

まず第一に、**日本が飽食社会になったこと**が考えられます。

こんな実験があります。サルをカロリー摂取量を制限した節食群と、自由に食べることができる飽食群とに分けて観察しました。節食群のサルは元気で、社交的でもちろんセックスも盛んで子どもを大切に育てました。ところが飽食群のサルは仲間同士でケンカをするし、いじめもあり、正常なセックスが見られませんでした。

今の日本人の場合もこの飽食群のサルと同じような状況ではないのでしょうか。水源の水はほとんど食べることへの欲求へと流れていき、セックスの川にはほとんど水が流れてこない状態になったのです。

「セックスは汚い」という若者の心理

日本人がセックスレスになった第二の理由は、**大脳皮質が発達しすぎた**からです。人間の性行動は進化的に古い時代にできた脳、つまり「爬虫類脳」がつかさどっています。進化の過程であとから出てきた大脳皮質が古い脳を包み込んで隠し、本来の獣としての性的本能を抑えてしまったのです。

種牛でも家畜小屋にしばらく入れておくと、セックスをしなくなります。しかし野に放つと元気になって戻ってきて、セックスに励むようになります。つまり大脳皮質の働きを弱めて「爬虫類脳」を刺激すると、セックスするようになるというわけです。最近の日本人は、大脳皮質の前頭葉《ぜんとうよう》あたりでセックスするようになったのではないでしょうか。

昔は「爬虫類脳」を使ってセックスしていたのに対し、今は前頭葉の刺激でセックスしますから、**セックスがどんどん記号化**していったのです。その結果、若者がセックスレスに陥ったのです。

私の教え子の医学生の中には、「**セックスは汚い**」といって、セックスにまったく興味を示さなかったり、AVを観ているだけで満足しているものがいます。さらに、「AVは実写よりもアニメのほうが美しくていい」というものもいます。実際、ロリコンアニメの女の子なんか、毛も生えていないといいます。

このように、日本人がセックスレスになった理由の一つに、大脳皮質が発達したため出現した、**行きすぎた**「**清潔志向**」が関与していることは間違いないでしょう。超清潔社会に住んでいると、セックスのような獣っぽい行為が気持ち悪くなるのは当然の成り行きになるのです。

２０１０年の国立社会保障・人口問題研究所の調査によると、日本人の25〜29歳の童貞率は25・1％、30〜34歳は26・1％、処女率は25〜29歳で29・3％、30〜34歳で23・8％だそうです。18〜34歳までを総合しますと、童貞率は36・2％、処女率は38・7％にも達していました。

昔と違って若い男子の童貞率がやたらに高いのは、男が獣からどんどん離れていって、性的に潔癖になりすぎたことが関係していると思います。

これはアメリカでも同様に言えるようで、米疾病対策センターの「習慣疾病病率死亡率報告」によると、15～19歳女性の性経験は１９９５年の調査では未経験の割合が49％でしたが、２００６年～２０１０年にかけての調査では57％で、上昇しているとされています。

他にも、貧困家庭に生まれ、多少汚い環境で育った男性は初体験の時期が早く、童貞率が低いこともわかっています。反対に金持ちの家に生まれて教育環境が整った男性は童貞率も高いのです。

家が裕福だったり、教育レベルが高い状態であると、大脳皮質にもっぱら刺激がいき、「爬虫類脳」が刺激されないので、ガツガツしたセックスができなくなったのでしょう。

「脳には性的モラルがない」——人類の家畜化現象

人間の脳には古い時代にできた「爬虫類脳」と、人間になって発達した大脳皮質を中心とした「新しい脳」とが混在しています。したがって、しばしば人間の脳は混乱を起こすことになります。特に性に関しては、混乱を起こしてモラルがなくなってしまっています。

人間は古い「爬虫類脳」を刺激して子どもを生み続けなければならないのに、大脳皮質の影響で「生殖としての性」を拒否するようになったのです。「生物としての性」が衰退している一方で、イメージとしての性産業が盛んになってきました。文明や文化が洗練されればされるほど、繁殖力も落ちてしまうのです。

昔も今も、媒体は違ってもイメージとしての性産業は活発でした。確かに今の若者もＡＶやエロ画像は好きですが、そこで止まってしまい、リアルな恋愛やセックスができない人が増えてきました。

私はそれを「**人類の家畜化現象**」と呼んでいます。

ウサギ小屋のように小さな住居と、餌である食べ物がいつも用意されている社会に住んでいると人間も家畜のようになり、好奇心を失い、挑戦することなく、諦めやすい人格を形成するようになります。

そう言っている私も過去、いつのまにか家畜のような脳になっているのに気づいたことがあります。

私は昔から女性に異常な関心を持っていました。そんな私は大学生時代を含めて、女性にまったくモテない時期が続き、女性との性的経験は一般男性の平均よりはるかに遅れました。そんな時期、私は女性を見るといつも脳の中で着ている物を脱がせ、勝手に裸を想像していました。

私の脳はだんだん性的モラルが欠如していくように感じられ、そのうち、本当の女性との恋もセックスも次第に面倒くさくなり、少しずつ自分も家畜化されているのでは、と思いました。

また私には、親しい人が不幸に見舞われたとき、口では「かわいそうにね」と言っていましたが、頭の中では「嬉しい」という感情が湧き出てくることがたびたびありました。特にライバルの学者などがしくじると、小躍りしたい気持ちになりました。「他人の不幸は蜜の味」と言われますが、私の場合もそうでした。

家畜のような日々平坦に繰り返される生活で、人間が本来持っているはずの愛や慈悲の気持ちも感性も、すっかり消え失せてしまっていたのです。

「キレイとは何だろうか、汚いとは何だろうか」

こんな私にも転機が訪れました。インドネシアに感染症の調査に行ったのがきっかけでした。

インドネシアはお世辞にも清潔な国ではなく、賄賂が当たり前でドロボウも多かったのですが、そこに住む人々はおおらかで人間味があり、自然と融和していてとても人間らしい生き方をしていました。

インドネシアでは子どもたちは**ウンコの流れる川で平気で遊んでいました**。

私は「こんな汚い川で遊んでいると病気になるよ」と何度も注意しましたが、子どもたちは私の意見などまったく聞こうとせず、平気で毎日、川の中で遊び続けていました。

しかし、その子どもたちを観察していると**日本の子どもたちよりずっと元気**であることに気がつきました。アトピーやぜん息などのアレルギー疾患にだれもかかっていないことがわかったのです。

ウンコが浮いている川の水で洗濯している女の人たちも、とても元気でいきいきしていました。うつ病など心の病気にかかっている人もいません。子どもたちの間にはいじめはありませんでしたし、理由もなく見知らぬ人を傷つけるなどといった、日本で起こっているような若者の事件は見られませんでした。

インドネシア人に比べて日本人は、便利で快適な文明社会で管理されながら生きていることに気づきました。

キレイな環境がよいという考えが行きすぎて、身の回りにいる**私たちを守っている常在菌までを排除するようになった**のです。それが結果的にアトピーなどのアレルギー性疾患やうつ病などの心の病気を生むようになったのだと私は思っています。

これらの病気は自然に触れて生きている人には起こらず、家畜化された人たちにのみ発生することが、インドネシアでの調査で明らかにされたのです。

私は身体と心の病気の原因が、日本の大学で習ってきたこととまったく異なるように思えてきました。

私は「キレイとは何だろうか、汚いとは何だろうか」と考え込んでしまったのです。

なぜ、汚いとされる川の水に接して生活している人々の心身がとてもキレイなのだろうか、私は考え込んでしまったのです。

そして、頭の中で考えていた**「キレイがよい」が実は間違っていたことを実感**したのです。

家畜のような生活を強いられている日本の若者は、ウンコが流れている川の水で身体を洗っている女性とは「汚い」からセックスができないでしょう。

きらびやかな人工の装飾品に囲まれている女性にのみ性的興奮を覚えるようになった日本の若者の脳は、もはや「性的モラル」など失ってしまったといえるかもしれません。

「あるがまま」に生きる

自然と融和して、野生の生き物のような生活をしているインドネシアの人たちと一緒に生活しているうちに、私自身が少しずつ変化していくのがわかりました。日本で身につけてきた家畜化の度合いが次第に薄れていくことを感じていました。

私はインドネシアで何度もドロボウに遭いました。しかし、そのたびに私の持ち物はお金と引き替えに私の手元に戻ってきました。

そのお金はドロボウたちが独り占めにしているのではなく、地域住民で分けていたのです。インドネシアでは**お金を持っている人が、持っていない人に分配するのが当たり前**のことだからです。

私は、インドネシアでのこうした体験を通じて、インドネシアでは「喜捨《きしゃ》」の精神が行き渡っていることを感じたのです。

日本では賄賂はとても悪いことだとされて、見つかれば警察に逮捕されます。しかし、インドネシア人は賄賂が悪いこととは思っていません。インドネシアでは賄賂で得たお金は独り占めにしないからです。

私は何度もドロボウ事件に巻き込まれましたが、「喜捨」の意味に気づいてから腹が立たなくなりました。

そんな私に決定的な出来事がありました。

孤島で木材を伐採している日本人を健康調査するためブル島という島を訪れたとき

のことです。私がそこを訪れた直後、台風の影響で日本からの船が1カ月以上来られなくなったのです。私たちの食料は底をつき、海に魚釣りに行ったり、山でタロイモを掘ったりして食材を集めました。

こうした状況では、医者や木材伐採者という役職や立場などはまったく問題ではありません。全員が生きるための食料集めに必死になっていたのです。

私たちはもはや「家畜」ではなく、大自然の中で食べ物を必死に探す「野生動物」になっていたのです。

「頭だけで考えた小ざかしい腹芸」など通用せず、**「自分をさらけ出し、腹で考え、裸のつきあいをする」**しかなかったのです。

それまでの私は、他人の目ばかり気にしていました。教授が研究室に残っていると、用もないのに私も研究室にいました。他人の目を気にする一方で、自分のやりたいことはどんなことでもするという、とてもわがままな人間でした。

しかし、私はインドネシアの生活で「あるがままに生きる」ことを学んだのでした。

インドネシアでの生活を続けるにつれ、私は家畜のように飼いならされた人間ではなくなってきました。自分自身で問題を解決すること、自分自身のあるがままを感じ、そのあるがままを率直に受け入れることが必要であることを実感したのです。そして、**「わがまま」とは他人の「あるがまま」を受け入れようとしないこと**だと気づいたのでした。

インドネシア人は、古い脳と新しい脳とがうまく調和して働いていることがわかりました。インドネシアの若者の目はみな輝いており、好奇心に満ちていました。

彼らと接しているうちに、私は日本のウサギ小屋での偏った食べ物の生活から脱出しなければならないと思ったのです。日本での家畜のような生活によって失われてしまった感性を取り戻さなければ、と思ったのでした。

脳は「都合のいいように解釈している」

ここでちょっとした実験をしてみましょう。まず、以下の文章を何も考えずに急いで読んでみてください。

きうょは　あふめりです。　あつい　ひが　ついづて　いけたど　やっと　すしず
く　なって　きしました。　ふゆに　なたっら　おんせに　いって　おしいい　た
もべの　たさくん　たるべの　たしのみ　です。　りょうこを　するのが　しゅみ
なでのす。　こまれで　いろんなところへ　いっけたど　いばちん　すきな　ばょ
しは　おなきわ　です。　こどんは　かがいいへ　いって　せかい　いんさを　み
に　いたきい　です。

どうですか。皆さんすっと読めて、書いてあることを理解できたと思います。しかし、一字一字を見てみると、文章がメチャクチャなことに気づいたかと思います。

皆さんがこの文章を読んでいる際、脳は自分で勝手に文章を補足したり修正したりして、**都合のいいように解釈している**のです。これを心理学用語で「**文脈効果**」といいます。

また、マーケティング業界には「価格の文脈効果」というものがあります。牛乳、いちご、豆腐をただ並べても、見たままの価値しかありません。

しかし、これに「農家の牛乳」「銀座のいちご」「京都の豆腐」とパッケージに書け

ば、価値のあるものに変わってきます。けれども現物はまったく変わっていません。脳がそれらの食品を価値あるものと勝手に解釈するのです。

他にもプライミング効果というものがあります。昔、流行ったので知っている方も多いかもしれませんが、「みりん」と10回言ってみてください。「みりん、みりん、みりん、みりん……」。では、鼻の長い動物は？

私は即答で「きりん」と答えてしまいました。しかし本当の答えはもちろん「ぞう」です。

このように脳は、客観的には物を見ていません。私たちは**気づかぬうちに、脳にだまされている**ことがたくさんあるのです。

では、自分の脳にだまされないようにするためには、どうすればいいのでしょうか。

自分の脳にだまされないために

『思い違いの法則』（レイ・ハーバート著、渡会圭子訳、インターシフト社）という本では、自分の脳にだまされない20の法則について述べられています。

一度自分を轢《ひ》きそうになった車が黒色であると、それ以降は悪いことをした車の色がすべて黒色であったと錯覚してしまうことなどを例に挙げています。たとえば、まったく別の日に偶然、交通事故を目撃したときにも、赤信号を無視して突進してきた車の色を黒だと頑固に証言してしまうような場合です。

著者はこのような心のバイアスを「**ヒューリスティックの罠**」と呼んでいます。ヒューリスティックとは、「思い違いの原因となる、すばやく直感的な判断」のことです。私たちは日常生活では意識しないまま、直感的に意思決定している場合が多いと思います。直感的思考は大切で実際に役に立っていることを認めますが、**思い込みによって思わぬ困難に遭遇する側面もある**ということです。「ヒューリスティックの罠の20の法則」には、その具体例が一つひとつ挙げられています。

私たちが最近経験した例では、東日本大震災での原発事故が挙げられます。

この事故は、原子力発電所が安全なものだという思い込みから始まっています。現在の科学では、放射能を安全に処理する方法はまだ見つかっていません。しかし、原子力発電は安全で効率的でクリーンだと多くの人の脳に埋め込まれていたのです。

この事故を関係者は「想定外の出来事」だと釈明していましたが、それはヒューリスティックの罠なのです。彼らは「原子力発電所が爆発なんてしないだろう」と勝手に思い込み、安全策を取ることが遅れたため、今回の大事故に発展したのです。

これなどは人間が自分の脳にだまされた不幸な例でしょう。

また日本では最近、山登りでの遭難事故が増えています。中でも急増しているのは中高年の犠牲者です。警視庁の統計では、遭難者の5割近くを60歳以上が占めるといいます。

なぜ犠牲者が中高年に多いのでしょう。それは自分の体力や知識、経験を過信していることが考えられます。過去にいくつかの登山経験があったり、若いときによく登山をしていた中高年者は、過去の成功体験に依存してしまい、自分の体力の衰えを認めず、パニック状態に陥ったとき直感判断を誤まってしまうのです。

直感によって無意識のうちに即座に下す判断は大切ですが、自分の脳にだまされない、ヒューリスティックな感覚を見直す余裕が必要でしょう。

では、正確な判断を下す直感を養うにはどうすればいいのでしょうか。

最も大事なことは、感性を豊かにするよう、常に研鑽を続けることです。豊かな感性の上に直感が生まれます。そして、その自分の直感はいつも正しいと思わないことです。**自分の迷いや悩みを大切にする**ことです。迷いがあるからこそ理解が生まれます。

日本の名僧の一人である良寛は次のように述べています。

迷と悟とは相依りてなり、理と事とはこれ一般

現実の日々を迷い悩みながら生きていることで、人生の真理を深めることができるということなのです。

すぐ勘違いする脳、しない腸

私たちは、自分の脳が偏った思い込みをすることで、変な行動をすることがあることを述べてきました。また、**脳が勝手に勘違いをする**ことも知っていてほしいと思います。

日露戦争の直後に大ヒットした「ラッパ節」には、こんな詞があります。

♪わたしゃよっぽどあわてもの
がまぐち拾ふて喜んで
家へ帰ってよく見たら
馬車にひかれたヒキガエル　トコトットット♪

私も先日、患者を診察したときに「シタを出してください」と言ったところ、患者さんがパンツを脱ごうとしたのであわてて止めました。

また、「ロリータクラブの講演会をお願いします」との手紙を受け取ったので喜び勇んで行くと、「ロータリークラブでの講演会」であり、お客さんはロリータではなくて、スーツ姿のまじめな人ばかりでした。こんな例などは脳にだまされたとしても大した実害はないのですが、もっと深刻な悩みにもなることがあります。

私は最近、眠れないことが多くなってきました。皆さんも経験していると思いますが、眠ろうとすればするほど眠れないのです。逆に今日中に仕事を終えなくてはならず、「眠ってはいけない」と考えるとやたらに眠くなり、その結果、脳はますます疲れてしまいます。

これまで話してきたことは、私たちが脳をだましたり、脳にだまされたりした結果だと思うのです。

ところが**腸は脳のように、だましたり、だまされたり、勘違いなどはしません**。なぜなのでしょうか。

それは腸と脳の発生の歴史が違うからでしょう。脳ができたのは生物にとってずいぶん最近の話なのです。

地球上で最初に生物が生まれたのは約40億年前でした。生物にははじめに腸ができ、脳を獲得したのは現在から5億年くらい前のことです。つまり生物の歴史上、8~9割の期間は生物は脳を持っていなかったのです。

したがって、私たち人類は腸をうまく使っていますが、**歴史の浅い脳をうまく使いこなせていない**のです。脳は人間の身体にはまだ馴染んでいないということです。

脳ができたのは最近のことなのに、私たち人間の身体は大きく変化してきました。

腸は「人の身体はこうなっている」ということを遠い昔からの経験でちゃんと知っています。

しかし、脳は人間のことをまだ十分知らない状況なので、時々勘違いしてしまうのではないのでしょうか。

脳は意志薄弱、腸は頑固

脳にはモラルはないし、だまされやすいし、さらに意志薄弱なのです。ところが**腸は反対に意志が強固**です。

「ベンツウはいかがですか」と私が患者さんに聞きましたら、「今日はベンツでなく、ポルシェで来ました」と患者さんは得意げに答えました。

この患者さんの脳は、相当うぬぼれ屋のようです。しかし、だれの脳でもうぬぼれが強いのです。感情的で倫理のかけらもなく、意志も薄弱です。

一方、腸は脳のようにうぬぼれたり感情的ではありません。頑固に自分の腸が常に正常になるように平素から努めています。ですから**「便通」は常に健康のバロメーター**になります。便の量や色で健康状態を知ることができます。

腸は「便通」を通して健康になるための便りを常に発信して警告を鳴らしているのに、脳は意志薄弱ですぐ誘惑に負け、身体に悪いことでも平気でやってしまいます。精神的な疲労が重なってくると、**平素考えていた優先順位を脳は簡単に変えてしまいます。**

私は中国東北部旧満州のハルピンで生まれました。父親が軍医をしている関係で、日本軍が用意した立派な官舎に住んでいたのですが、敗戦確実だと知った父は、母と私と弟を日本に帰すようこっそり手配してくれたのです。

しかし、現在のように飛行機など利用できませんし、何しろ世界大戦の真っ只中なので帰国は大変でした。

ハルピンから陸路・北朝鮮を経由し、韓国の馬山まできて、そこから船で対馬に向かいました。食べ物が十分ではない上に長旅の疲れと船酔いが加わり、私は栄養不良になり、体重は一挙に低下してしまいました。

その後、博多から東京まで列車で戻ったのですが、列車の中で発熱した私は意識もなくなりかけました。そのとき、列車の通路に寝ていた高齢の女性が私にみかん二切れをくれたのです。

このみかん二切れで私は命を落とさずに済んだのでした。カラカラに渇いた口にみかんを放り込むと、その水々しさと甘い香りで、私の疲れ果てた身体に生きる力が湧いてくるのを感じたのです。

やっとの思いで東京に着いた1週間後の昭和20年3月10日、私たちは東京大空襲に見舞われたのです。私は数多くの死体を飛び越え、死体の浮かんでいる荒川を渡って、川口に出て難を逃れました。焼け野原となった東京には住めなくなり、その後、愛媛県の大三島《おおみしま》に疎開します。広島県と接していた大三島で私は広島に落ちた原爆のきのこ雲を見ました。

このように私は6歳までの間、何度も死ぬ直前までの経験をしたのです。二度や三度死んだ身体ですから、**無理なことをしないで、なんでも運命にまかせようという考えを持つようになった**のです。

その後、整形外科の医者から寄生虫学の研究者に変わって収入がほとんどなくなった時期がありましたが、私は余分なお金よりも自分のやりたいことをし続けるのがよい、と思っていたのです。

当時の私の脳には、私にとって何が重要か、その優先順位がはっきり決まっていたのです。

「ダイエットが続かない」残念な理由

しかし、そんな私にも結婚直後の一時期、「夢のマイホームのため頭金を貯めなければならない」とか、「将来家族で旅行するための資金を貯めておかなければならない」と考えていたことがありました。

この時期に大学や家庭でゴタゴタが起こり、精神的に追い込まれたのです。

このときの私の脳は目の前のことしか考えられず、とりあえずいい気分を取り戻したくなり、衝動的に外車を買いたくなったり、ブランド服を買いたくなったりしました。

しかし、いざ店の前まで行くと躊躇してしまい、結局安物の店頭にあるぶらさがりのスーツで我慢しました。そして夜の街を遅くまでふらついて酒を飲み、身体に悪いことばかりしていたのでした。

今、私はストレスと免疫の研究をしていますが、**ストレスにさらされると脳は、すぐ目の前の快楽に飛びつく**ようです。

私の教え子にとても太った女医さんがいます。彼女の脳は極めて意志薄弱です。肥満は身体に悪いということを、医師である彼女は当然知っているはずです。しかし、何度ダイエットをしても続いたことがないというのです。

彼女は一生懸命、食事制限ダイエットをしていましたが、ストレスが溜まったある日の夜中、突然飛び起きて炊飯器いっぱいのご飯を食べてしまい、次の日からダイエットをやめてしまいました。

ダイエットにはリバウンドの悩みがつきものですが、**ストレス発散のために食欲に走ってしまうのは、脳にとって自然なこと**のようです。

私たちはネズミを使ってストレスの研究をしていますが、ネズミにストレスを与えると、一種の逃避行動として食べすぎてしまうことがわかりました。腸には悪いことでも、脳は「**自分の報酬系を活性化させるため**」食欲を満たす行動をしてしまうのです。

それでは報酬系とはなんでしょうか。ヒトや動物が、欲求が満たされ、あるいは欲求が満たされることがわかっている場合、脳の「報酬系」と呼ばれる部分が活性化して、**「快」の感覚を与えている**ことがわかっています。

欲求には、喉の渇き・食欲・体温調整などの生物学的欲求のほかに、ヒトの場合、他者にほめられること・愛されることなど、より高次で社会的・長期的なものまで含まれています。

たとえば、「おいしい」という感覚を得ると、脳内の特定の部位が興奮し、脳内伝達物質のβ - エンドルフィンやドーパミン、セロトニンが増えて快楽中枢が刺激され、脳が幸福を感じるのです。

その脳の幸福感を得るため、またおいしさを求める――これが脳が自分の報酬系を活性化させる、ということなのです。

たらふく食べて、おしゃべりして……
これだけで脳は大満足

前述の女医さんはいろいろなダイエット法を試しているのですが、成功したことは一度もありません。医学部に入学できたのですから勉強はできるはずですが、勉強がよくできたとしても脳は信頼できないようです。

先日、「バナナダイエットのような単一食品だけを摂るダイエットは、私が言っていたように嘘だったことがわかったよ」と私は彼女に言ったのですが、バナナダイエットに夢中だった彼女は、「へぇー、そうなんですか」と言ったまま、気にも留めませんでした。反証があっても彼女の脳は受け入れようとしなかったのです。そんな彼女にエールを込めて、以下の句を贈りました。

ダイエット　知識はあれど　常識なし
常識を　へぇーと流す　ただの無知

ウマイねぇ　このひとことが　デブのもと

脳の報酬系を満足させるのはこのように「食べること」がまず考えられます。脳は自分の報酬系さえ満足させればよいので、身体の健康を守るという腸のことなどまったく無関心です。

最近、「人は何をしているときが幸福か」というテーマで調査した論文が科学雑誌「サイエンス」に載りました。

世界中の統計でランキングが最も高いのは「セックスしているとき」で90点を超えていました。第2位が「気持ちよく運動しているとき」で77点、第3位は「おしゃべりしているとき」でした。食べることがランキングに出ていないのは不思議な気がしますが、ストレス解消をキーワードにして日本で統計をとると、上位にはきっと「食べているとき」が入るでしょう。

脳は自分の報酬系を満足させるために、極めて原始的な行動を好んで強めます。

たらふく食べて、セックスして、野に出て運動して、おしゃべりして……これで脳の報酬系は満足してしまいます。

このように脳はうわべだけの満足ばかり求め、意志薄弱でうぬぼれも強いのです。常に真実をねじ曲げ、偏見まみれなのです。

「脳が私たちをおかしくしている？」

私たちは脳の働きには驚くべきものがあると教えられてきました。

脳には即座に正確な判断をするために１０００億個の脳細胞が複雑で精巧な仕組みでできあがっているとか、新聞には毎日のようにニューロンの集まりを賞賛する記事があり、科学誌にはそれらのネットワークによる素晴らしいチームワークについての新しい驚異的な発見が次々と報告されています。

しかしその発達した**脳が、私たち人間をおかしくしている**のです。人間の脳は高度に進化した結果、自分の報酬系さえ満足すれば、結果として人間の正常な精神状態がどうなってもよいというようになったのです。

たとえばヒト以外の動物は恋愛はしないそうですが、もともとは腸内細菌間の伝達物質であったドーパミンというホルモンが脳に出現すると、これが脳を覚醒させ興奮状態にし、快感を誘ったり創造性を発揮させたりします。

恋愛をすると、その刺激ではじめはドーパミンが脳にたくさん出ます。そうすると将来の幸福を追求するよりも、**短絡的な目先の快楽を重視する**ようになります。恋愛中の人間は、生物としてちょっとおかしな状態になっているのです。

最近、歳の差が親子くらいに大きく離れた異性にあこがれ、恋愛状態に陥っている人たちが多くいるという話を聞きます。しかしそれが可能なのは、ドーパミンが脳に出て興奮しているときだけです。

ドーパミンと拮抗して働くのがβ - エンドルフィンという物質で、これは脳を落ち着かせる癒しの効果があります。時が経ってドーパミンの分泌量が減少し、β - エンドルフィンが脳内に増えてきた途端に、「なんだこいつ、ただのデブでハゲじゃん」ということに気づくのです。相手の中高年男性は**前からデブでハゲだったのに、恋愛に夢中のときはそれに気づかない**のです。

私たちの脳は確かに素晴らしく発展しました。しかしそのために、脳はいろいろな間違いを起こすようになったのです。恋愛中は周りがよく見えず変になったり、ダイエットを繰り返してしまうのは、素晴らしく発達した私たちの脳が行なっていることなのです。

その点、人間の腸は人間の健康を保つために、必死でまじめにいろいろな情報を送っています。ダイエットにバナナが良いと脳が命じても、バナナばかり食べていると腸が反抗して「ブーブー」と警告音を発してくれます。そして食べすぎたとき、腸は下痢を起こして余分な栄養分を流してくれるのです。

しかし最近、報酬系を満足させすぎると悪影響を及ぼすという実験結果が発表されました。これは2012年1月に「アメリカン・ジャーナル・オブ・クリニカル・ニュートリション」に掲載されたもので、報酬系を過剰に活性化させると、ドーパミンやセロトニンの分泌異常を来たし、摂食障害、薬物依存、アルコール依存などを引き起こすことが明らかになりました。実験では、おいしいアイスクリームを頻繁に食べさせてfMRI（機能的磁気共鳴画像法）で撮影し、脳内報酬系にどんな影響が出てくるかが調査されました。

結果、**アイスクリームを食べすぎる**と体脂肪の蓄積とは無関係に報酬系領域反応が低下し、**薬物依存と同じ症状を引き起こす**ことがわかりました。

腸に最初に神経系細胞が出現した

今まで述べてきたように、人間の脳は神経系が極端に進化し、多様性に満ちたものになっています。しかし、生物の進化を見てみると、最初に神経系ができたのは脳ではなく腸だったのです。

ニューロンと呼ばれる神経細胞が出現したのは、ヒドラなどの腔腸動物の腸の中であることはすでに述べました。腔腸動物には脳がなく、腸が脳の役割をしていたのです。

動物はこの腔腸動物をもとにして、2種類の系統に分かれて進化しました。一つは昆虫を頂点とした腹側神経系動物です。もう一つは私たち哺乳類を頂点とした背側神経系動物への進化です。

腔腸動物から腹側神経系動物への最初のステップは、私の好きなサナダムシや吸虫類《きゅうちゅうるい》が属する扁形《へんけい》動物です。この扁形動物にはじめて「中枢神経細胞」が出現しました。それがタコやイカなどの軟体動物頭足類の「巨大脳」と昆虫など節足動物の「微小脳」へと続いたのです。この**動物系の脳進化の頂点は地球上で最も繁栄している動物群である昆虫の微小脳**で、これは「小型・軽量・低コストな情報処理装置の傑作」ということがいえます。

腔腸動物から背側神経系動物の神経系の進化は、まずウニやナマコ、ヒトデなどの「棘皮《きょくひ》動物」から始まります。棘皮動物ではまだはっきり神経系細胞は認められませんが、原始的な中枢制御機能を持つ「介在神経系細胞」が出現します。

さらにナメクジウオやホヤなどの尾索《びさく》類になると神経管が出現し、それが脊椎動物の管状神経系へと続きました。その頂点になるのが哺乳類で、さらに私たちヒトの大脳皮質の発達した脳にたどり着くというわけです。

脊椎動物の脳もヒトの脳になるまでたいへんな進化を遂げてきました。

5億年前の恐竜が持っていたのは橋《きょう》や延髄《えんずい》、脳幹や小脳からなる「後脳」だけでした。これは生存に欠かせない呼吸や平衡感覚、さらに警戒などをつかさどっていました。

後脳のあとにできたのは中脳で、中脳蓋《ちゅうのうがい》と大脳脚からなり、視覚、聴覚、反射の協調をはかるとともに、眼球の動きなども調節していました。最後に付け加えられたのが前脳です。終脳と間脳とからなり、言語や意思決定に関わるようになりました。

ヒトの脳は最も古い脳である後脳の上に中脳をかぶせ、さらに二つの脳の上に前脳がおおいかぶさっていて、そしてさらにその上を大脳皮質ですっぽり包んでしまったのです。

私たちの脳は何度も上書きされ、古い字句が新しい字句の下に隠れている「古代の羊皮紙」のようなものになっているのです。古いものの上に新しい系統を重ねる拙いやり方を「技術の漸進的な重複」と呼んだ人もいます。

また、ノーベル経済学賞を受賞したハーバート・サイモン博士は、進化は「とりあえず満足を得ようとした結果」であると述べています。

私も、このような「とりあえずの進化」を遂げてきた人間の脳が、**自分の報酬系だけを満足させればよい**という極めて自分勝手でわがままなものになってきたのではないかと思っています。

多くの人たちは大脳皮質を発達させたヒトの脳が、この地球上で得た最高の作品だと思っているようです。

しかし、本当にそうなのでしょうか。この章のはじめに示したように、大脳皮質を発達させたヒトの脳のおかげで、人類は次第に子孫を残せなくなってきたのです。それればかりではなく、自分が生存している地球自体を汚染し、存続不可能な状態に追い込んでいます。

私は「小型・軽量・低コストの情報処理装置」を備えた昆虫の脳のほうが、最高傑作ではないかと思っています。現に昆虫は地球上で最も繁栄している生物です。近い将来、人間は地球から消え去り、昆虫が謳歌する世界になってしまうのではないか、と私は思っています。

脳がないミミズの素晴らしいセックス

私がこよなく愛しているサナダムシは、腹側神経系動物の中ではじめて中枢神経細胞を持った生物です。サナダムシと同様にこの環形動物に属する動物にミミズがあります。私はミミズにもたいへん興味を持っています。ミミズは「**一度身につけた脳を**

わざわざ棄《す》てた」という仮説があるからです。

地下に生活しているミミズは、脳ばかりではなく視覚も棄てました。光に対する感受性さえあれば、住処から迷い出ることはないからです。狭く閉ざされたトンネルの中では、肺も必要がありません。

ミミズは皮膚を通して酸素と二酸化炭素を交換しており、哺乳類が湿った肺の内部を通して酸素を体内に取り込んでいるように、皮膚の湿度を保つことで酸素の吸収を促しています。ミミズは穴の周りに落ちている葉や小枝に触ってみて、その中で自分の食餌に最も適したものだけを集めています。

つまりミミズは脳がないのに、試してみて、評価して、最適なものを判断しているのです。

心臓はミミズの種類により一対から五対も持つものがあります。一番後ろの心臓の位置が何番目の体節にあるかが、ミミズの種類を判断する手がかりになります。

卵巣は必ず第13体節にあります。食べたものをすりつぶすのを助ける砂のうは、第5、6、7、8体節にあります。肺はありません。脳も見当たりませんが、その代わり神経節が第3節に存在します。

ミミズは両性具有の動物で、オスとメスの両方の性器を持っています。地下生活者のミミズは個体同士出会う機会が少ないのです。もし、偶然に出会った二匹がオス同士だったりメス同士だったとしたら、せっかく出会ったのに意味がありません。

ミミズには雄有性生殖孔《せいしょくこう》が数対あり、メスの生殖孔が一対あります。このミミズのセックスはたいへんなのです。二匹のミミズが逆向きに抱き合い、腹と腹、頭と尾とを合わせて行なうのです。セックスが完了するまで数時間かかりますが、その間は周囲に何が起ころうとも無頓着で、生殖器付近にある短くて頑丈な剛毛を使って交接相手をしっかり抱き合わせ、さらにネバネバの粘液を多量に分泌することによって互いのカラダを固めているのです。

セックスしているミミズを見ていると二匹とも恍惚感に満ちていて、世の中何が起ころうとも関係ないという感じで、とても羨ましく感じます。

私が自分のお腹の中に飼っていたサナダムシのキヨミちゃんのセックスも、ミミズに劣らず素晴らしいものです。体節ごとにオスとメスとの性器があり、毎日千通りくらいの違った体節とセックスし、卵を毎日２００万個も産んでいるのです。同じ環形動物である住血吸虫《じゅうけつきゅうちゅう》は、**いつもオスとメスが抱き合ったまま行動し、常にセックス**し

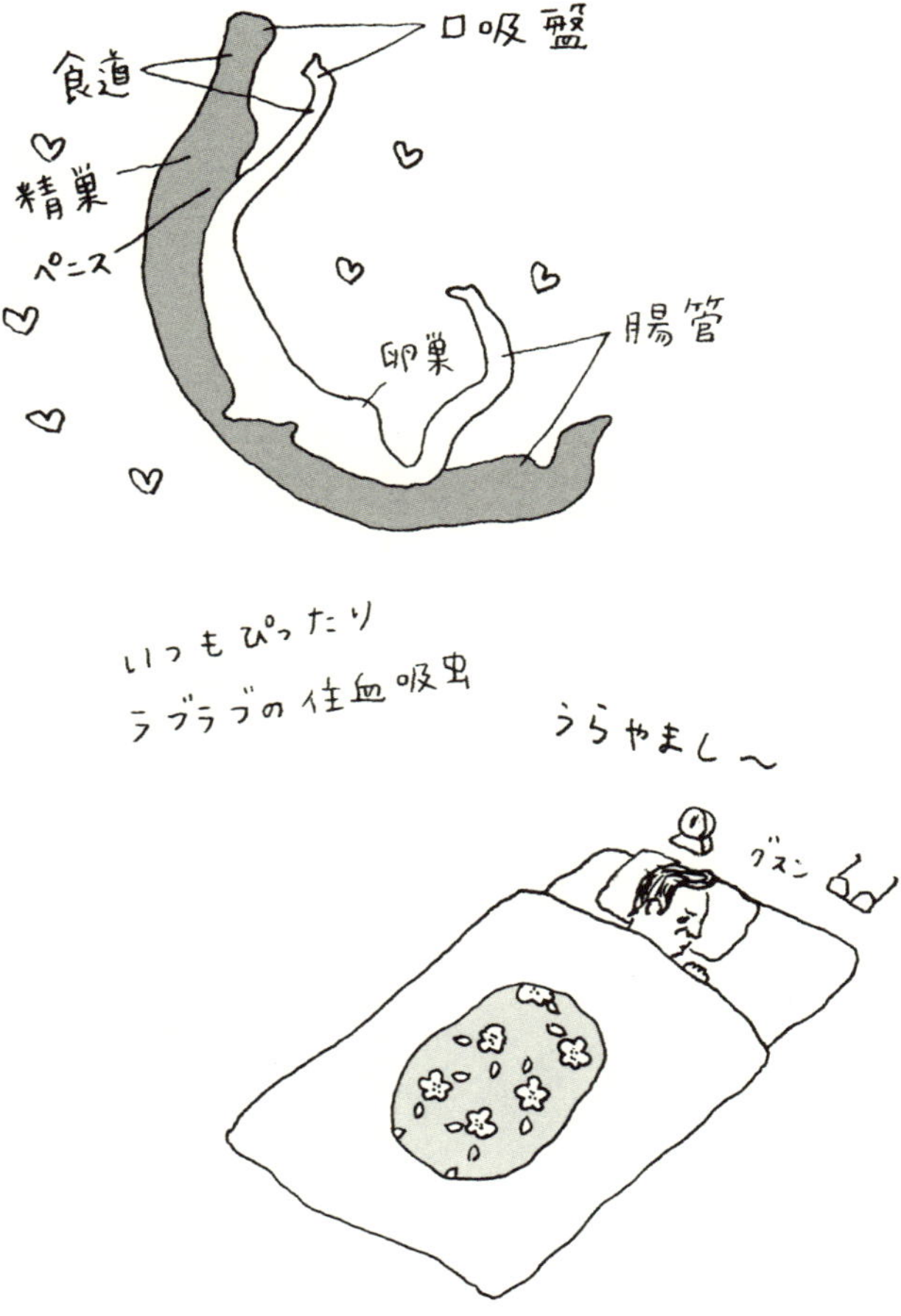
口吸盤
食道
精巣
ペニス
卵巣
腸管
いつもぴったり
ラブラブの住血吸虫
うらやまし〜
グスン

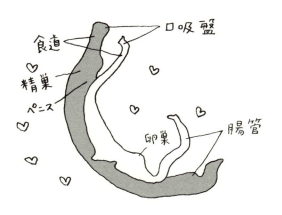

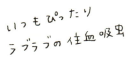

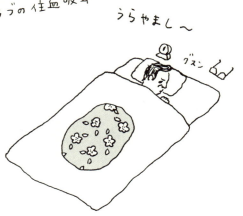

ています。さらに雌雄異体となった線虫類のセックスは、とても優雅で気持ちよさそうです。

セックスレスになった日本の若者は、ミミズやサナダムシや回虫に少しでも近づいてほしいと私は思うのです。

このように脳をなくしたミミズを観察していると、日本の若者のでっかくなりすぎた脳を少し小さくしてほしいと、しみじみ感じます。

ところで、空海の言葉に次のようなものがあります。

過をなす者は暗く、福をなす者は明なり。
明暗偕ならず。一は強く、一は弱し。

ミミズは**その日その日を精一杯生きており、不安がない**ように思います。脳がないので、どうでもいいことをいちいち不安がることもないのです。このミミズの**全力の生き方が**「**明**」であり、仮に環境が変わったとしてもその生き方を変えることはありません。

逆に、大きすぎる脳を持ってしまった人間は、他人の言動が気になったり、いい暮らしをしたいと悩んだりしやすく、「暗」になりやすい生き物です。一度「暗」になってしまうと、環境が変わったとしてもなかなか「明」の考え方には変われません。

これが、「明」と「暗」の両方を同様に持つことはできず、どちらか一方が必ず強いという意味になります。

よって、「明」のミミズは不安も迷いも感じることなく、子孫を残すためのセックスなどに集中できるのです。こんな幸せなことはありません。ミミズを見ていると、脳はなくてもよいのではないかと思えてきます。

また、人間は指一本たりとも取り替えられませんが、脳をなくしたミミズはどこで切られても再生します。再生するのは頭部があるほう、または体節が多く残っている側です。

傷口が開いたままそこから細い尾っぽの体節が生え、すべての体節が揃ったあとになって、太さも元どおりに戻ります。たとえ頭部が切り落とされても、太い体節が次々と伸びてきて再生されるのです。

世界が最も必要としているウンコとは？

身体ごと腸になってしまった生物がいます。それは私が長年研究してきたサナダムシです。

サナダムシの体壁は私たち人間の腸と同じ構造をしています。私はサナダムシのキヨミちゃんを自分のお腹に飼っていました。

ですから私の場合は、腸の中に別の腸が存在するという、入れ子の状態でした。そのため私が食べて消化した栄養分は私の腸からも吸収されますし、同じようにキヨミちゃんも吸収して自分のエネルギーに変えていました。

私はサナダムシや回虫から人間の**アレルギー反応を抑制する物質を抽出することに成功**しました。それはサナダムシや回虫が排泄するいわゆる「ウンコ」から分泌された分子量約2万のタンパク質でした。寄生虫のウンコは人間にとってとても大切なものを含んでいたのです。

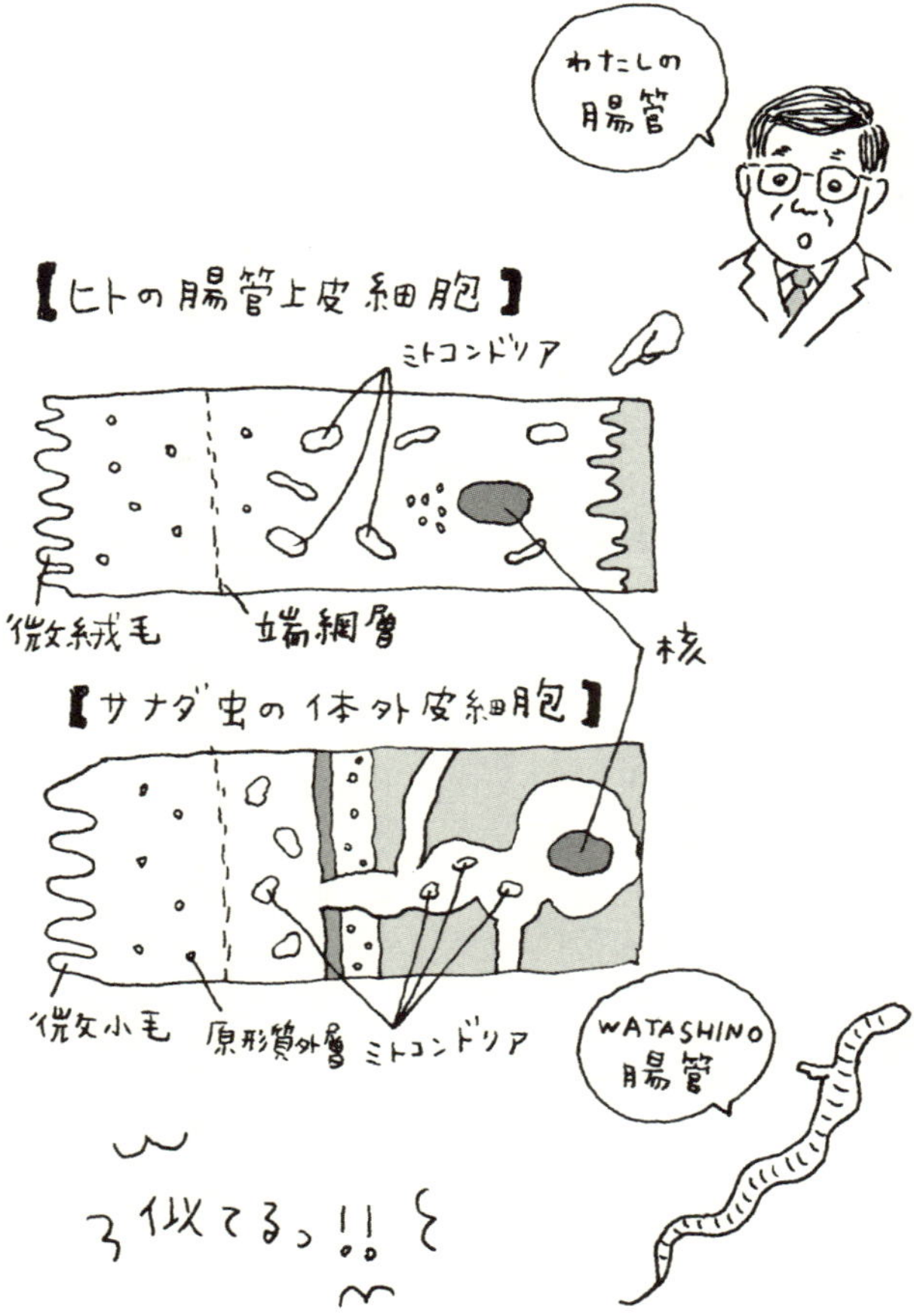
わたしの
腸管
【ヒトの腸管上皮細胞】
ミトコンドリア
微絨毛
端網層
核
【サナダ虫の体外皮細胞】
微小毛
原形質外層
ミトコンドリア
WATASHINO
腸管
似てるっ!!

ところで、世界が最も必要としているウンコは何だと思いますか。それはミミズのウンコです。

ミミズは泥を食べて良い「ウンコ」を出します。そのウンコの中には数え切れないほどの腸内細菌がいて、**土壌中のあらゆる有害物質を処理して、有益なものに変えている**のです。

エイミィ・ステュワート著『ミミズの話』（今西康子訳・飛鳥新社）によると、あの有名なダーウィンが最後にした研究はミミズに関するものだったということです。

ダーウィンはミミズが消化管内に取り込んで糞として排泄する量を計算しました。庭の土の中には1エーカーあたり5万匹以上のミミズがいて、一年間に18トンの糞を排泄しているということです。

地表の痩せた土地を肥沃土でおおっていくミミズの能力は、たいへん偉大に思えたそうです。地下でせっせと働くミミズは偉大な使命を意識することなく、ひたすら土の中を掘り進んでは、地表に戻ってくることを繰り返しています。

地下の土を少しずつ運び出し、その作業を何度も繰り返すことによって、**痩せ衰えた土の回復を助け、人間生活を豊かに**してくれています。

人類をはじめ地球上の生物が生きるために欠かせないのが、肥沃な大地と暖かい気候です。ミミズは私たち生物が地球上で生きられるようにしてくれる、生命循環の功労者です。そしてこのように重要な働きをしているのが「ミミズの腸」ということです。

機能面から見るとミミズが実際にしていることはただ一つ、ものを取り込んでは腸で消化し、地球表面の土地を変化させていることだけなのです。

最強の精力剤――「70歳を過ぎても現役バリバリ」の秘密

私がミミズに興味を持ったのは、ミミズが素晴らしい腸内細菌を腸の中に飼っているからです。

ミミズは世界中の痩せた土地を生物が生きるための肥沃な土地に変えているわけですが、それを行なっているのはミミズの**腸の中に棲む腸内細菌**なのです。

私は腸内細菌の研究をしていますから、当然ミミズの腸内細菌のことを知りたいのですが、まだ人間の腸内細菌のことで手一杯なので、研究は行なっていません。

ミミズの腸内細菌のことを知りたいと思っている学者は私以外でも世界に大勢いるはずですが、実際にあまりお目にかかったことはありません。日本ではわずかに九州大学の研究グループだけが、ミミズの腸内細菌の研究を手掛けていますが、もちろん全貌が明らかにされているわけではありません。

九州大学農学部の中村和徳先生らは、牧草用草地から採取したメガスコレシダという大型ミミズと日本国有種のルンブリシダという大型ミミズの腸内細菌を比較して調べています。

その研究の結果、同じ生息場所に棲んでいればミミズの種類が異なっても腸内細菌の種類はほぼ同様で、バチラス属の細菌が主であったとの内容でした。

腸内細菌の研究とは別に、アカミミズというミミズを使って土地改良を行なう試みは30年前から日本で行なわれています。しかしミミズを使った研究はこれぐらいで、ミミズに関して学術的といわれる研究はほとんど行なわれていません。

ところでミミズは土地改良ばかりではなく、いろいろな薬理作用を持っていることをご存知ですか。精力剤にも利尿剤にも脳梗塞や心筋梗塞の治療薬にもなっています。

私の友人は**70歳過ぎても精力が旺盛**です。**ミミズを飲んでいるから**だそうです。

食用のミミズはニュージーランドの小島に8種類存在し、そのうち2種は格別な味で食べてから2日間も味が残り、精力が持続するといいます。島に住んでいる族長のためだけに保護されているそうです。

私の友人は中国の広州で養殖しているミミズをわざわざ高いお金を出して買って食べています。彼によると、ミミズを食べると**全身の血流が促進し、特にアソコの血流が増えて精力が増強する**のだそうです。

彼は若いセックスフレンドのためにいろいろ精力剤を飲んでいました。東京農大の小泉武夫名誉教授が書かれた精力増強食品についての本を読んで、精力がつくという食品を片っ端から試してみたそうですが、ミミズほど効いたものはないと語っていました。

ミミズが精力を増強させるのは、ミミズの腸内細菌によるものではないかと私は思っています。それにはいろいろな証拠があります。

私は今、土壌菌をカプセルに入れて毎日飲んでいて、とても精力がついています。自慢となってしまいますが、70歳過ぎても私はバリバリの現役なのです。

しかし私だけの経験では説得力に欠けるものですから、東京農大の小泉教授にも土壌菌を飲んでもらったのです。そうすると翌日、小泉教授から早速電話が入りました。「藤田くん、土壌菌は本当に効くね。ひさしぶりに朝勃ちしたよ」

糖尿病になったり、メタボリックシンドロームになったりすると、精力が減退します。私はこれも腸内細菌の影響だと考えています。

「高脂肪の食事が善玉細菌を殺す」という北海道大学グループの研究が、読売オンラインに掲載されました。研究したのは北大農学部の横田篤教授（微生物生理学）らのグループで、ラットの普通の餌に高脂肪食で分泌される濃度に近い胆汁を混ぜて10日間食べさせ、盲腸の細菌の変化を調べたものです。その結果、「クロストリジウム」という悪玉菌が全体の98％と異常に増え、善玉菌を含むその他の菌がたった4種類しかいなくなったということです。

米国で行なわれた肥満者の腸内細菌の研究でも、これと同じような結果になりました。通常は1割ほどいる乳酸菌などの**善玉菌がほとんど見当たらなかった**といいます。

こんな実験もあります。ネズミを太らせると腸内細菌の構成が変わります。そこで太ってから増えた腸内細菌を痩せたネズミに入れますと、痩せたネズミがどんどん太

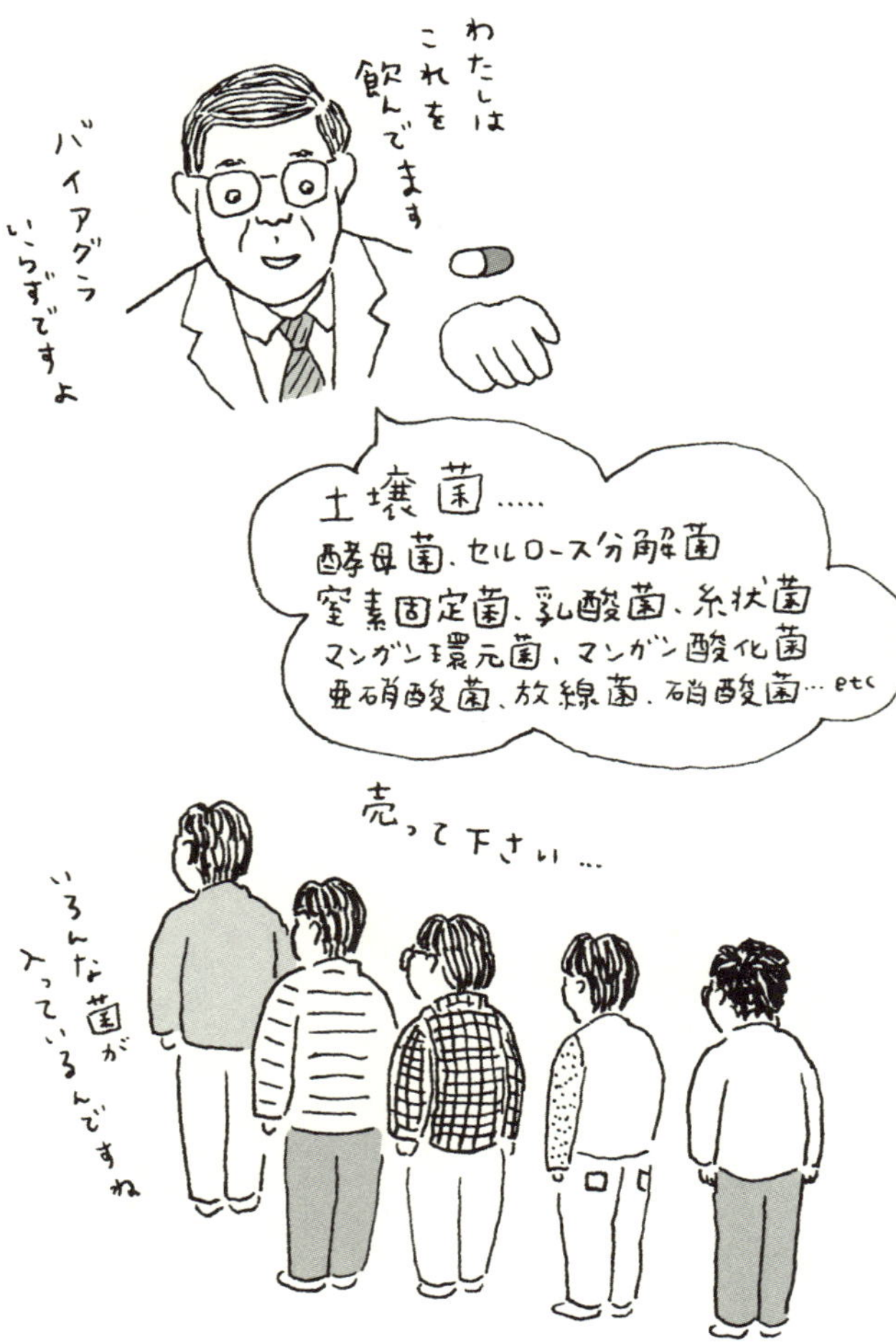
わたしはこれを飲んでます
バイアグラいらずですよ
土壌菌……
酵母菌、セルロース分解菌
窒素固定菌、乳酸菌、糸状菌
マンガン還元菌、マンガン酸化菌
亜硝酸菌、放線菌、硝酸菌…etc
売って下さい…
いろんな菌が入っているんですね

っていくという結果が得られました。

また、精力は女性に対する愛情感情がないと盛り上がりません。興奮するのにはドーパミンが必要なのです。このドーパミンは腸内細菌がバランスよく存在しないと、腸で合成されません。ミミズの腸内細菌のように、多数の細菌がバランスよく腸内に存在すれば、ドーパミンも増えて精力も増強するということでしょう。

他にも、最近では、腸内細菌が腸と脳との相互干渉を助けていることが明らかにされました。

カナダのマックマスター大学のジェン・ホスター博士らの研究グループが発見したもので、これらの相互干渉は精神病や腸疾患ばかりではなく、肥満を含むさまざまな病気の発生に関わっているという指摘でした。腸内細菌を持たないマウスでは、学習や記憶に関わる海馬《かいば》内の遺伝子発現が抑制されているということもわかりました。不安を示す行動をとり、正常なセックスもしなくなったということです。

ミミズの腸内細菌は、素晴らしい菌の集合体だと思われます。ミミズを飲んで精力がついたのは、その素晴らしい腸内細菌のおかげであると、私は確信に近い気持ちでそう思っています。

また、私の別の友人は、「**地竜**」を飲んでおしっこを快適に出しています。「地竜」とは**ミミズを乾燥して煎じた漢方薬**のことで、解熱効果の他、全身の血流を良くして利尿効果を発揮します。

さらに私のもう一人の友人は脳梗塞になったのですが、その再発予防にミミズから抽出した「ルンブロキナーゼ」という酵素を飲んでいます。この酵素は血栓を溶かす効果があるからです。

これらのミミズが持つ素晴らしい薬理作用も、ミミズの腸内細菌が大なり小なり寄与しているのではないか、と私は考えています。

「脳はバカ、腸はかしこい」が日本を救う

ここまで述べたとおり、ミミズは頼もしい益虫であることは間違いありません。

しかし時として恐ろしい害虫になることも知らなくてはなりません。ミミズが多すぎると地表上の鳥や動物が森から追い出されます。粗腐植層《そふしょくそう》に生活するトビムシなど

の昆虫が姿を消します。ミミズは生態系の重要な部分にいる生き物です。ミミズはまさに**「生態系のエンジニア」**といえる生き物なのです。

いずれにしろ、ミミズはひたすらものを摂取するための身体を作っており、消化と排泄といった仕事を完璧にこなしています。そして世界で最も必要とされるウンコをせっせと排出していることは間違いありません。

ところで、私と同様、ウンコが大好きな学者が日本にいます。和洋女子大学の三浦俊彦教授です。私は三浦教授とかつて「糞便論議」をしたことがあり、きっと三浦教授もミミズに興味を持っているに違いないと思い、探したらあったのです。『教授とミミズのエコ生活』という本です。

私は、この本はてっきりミミズを使ってのエコ生活のことが書かれていると思って読み始めました。なぜなら私は三浦教授が10年前からミミズのコンポストを始めて、いろいろな生ゴミの処理方法を試しておられたことを知っていたからです。

しかし読み終わってみると、この本は三浦教授のミミズに対する愛情の話に終始していました。私は違う意味で三浦教授の行動に感動したのです。

ミミズを飼っていると、「生態系のはかなさ」「行き当たりばったり性」「無目的性」

の事実をこれでもかという具合に見せつけられたと三浦教授は語っています。

コンポスト内の急激な環境変化でミミズが突然全滅することがあっても、それでもミミズたちはこれまで生きてきてとても幸せだった様子を感じ取ることができるのだそうです。

今、日本の現状を見ていると、人口が急激に減少に向かっています。日本人が近いうちに滅亡すると危惧する人たちも増えてきています。

しかし、それは仕方がないのではないかという思いが、三浦教授のミミズの観察日記からうかがい知れます。自然は確かにカオスなのです。**自然の法則を人間の脳で左右できるわけがありません**。

もう一度、厚生労働省が平成24年度に発表した日本人の人口動態統計を見てみましょう。

平成23年度の婚姻は66万1899組で戦後最小を記録しました。50歳までに一度も結婚したことのない「生涯未婚率」は男性20・14％、女性10・61％といずれも過去最悪になっていました。

若者が結婚しないと子どもは生まれてきません。出生数が過去最少で死亡率は戦後最大でした。日本は確かに、そのうち滅亡するのではないでしょうか。

本能をつかさどっている脳幹を、私たち人類の発達した脳は、大脳皮質ですっぽりおおってしまっています。生殖としてのセックスができなくなってしまったのです。

子どもを生まない状況を作ったのは、私たち文明社会に生活する人類の脳なのです。その結果、人類が滅亡するような傾向になったとしても、仕方がないことでしょう。

高度に文明化し、便利すぎる現代社会では、無理に子どもを作っても、作る女性も生まれてくる子どもも不幸になるのではないでしょうか。

日本人がだれもいなくなって消滅するのが困るということであれば、今から「脳はバカで、腸はかしこい」という教育を徹底することを始めるべきでしょう。

人間が「種の保存を放棄」し始めた時代

私たち人類は神経・内分泌・免疫系の複雑な制御システムを駆使して生命を維持しています。

ここではホルモンに焦点を合わせて人類の脳の進化と生態の制御システムの関連について考えてみたいと思います。

動物は無脊椎動物から脊椎動物へと進化してきました。背骨のないものから背骨があるものが出てきたわけです。

ヌタウナギはその進化の節目に位置する、現存していて、かつ化石でも確認できる最初の脊椎動物です。顎を持っていないので「無顎類《むがくるい》」に属しています。このヌタウナギが、最初に性に関するホルモンを産生した生物であることが、最近の研究で明らかにされました。

性腺刺激ホルモンなどの性ホルモンは、私たち人類を含めた脊椎動物にとって重要な情報伝達物質ですが、それをはじめて産生するようになったのがヌタウナギです。

ヌタウナギより少し下等な動物に、ホヤやナメクジウオといった尾索類が存在しますが、これらの無脊椎動物では脳は分化しておらず、脳というよりまだ脊髄らしき物体の前のほうについている小さなふくらみだけです。下垂体が出すホルモンもその受容体も、さらにはそれらの発現する遺伝子もありません。こういったものをはじめて身につけたのがヌタウナギというわけです。

脊椎動物では、視覚情報は中脳、嗅覚は大脳、平衡感覚は小脳へ、といった脳の分化が起こりました。

進化に伴って身体が大きくなり、運動機能も発達してくると、その大きくなった身体を制御するために、神経系の制御だけでは間に合わなくなってきたのです。そのため内分泌系や免疫系の制御を加えなければならなくなりました。

たとえば生物として最も大切な繁殖行為は、神経系制御だけではうまくいかなくなりました。性腺刺激ホルモンというホルモンの力を借りて、ちゃんと性行動のタイミングを捉えて信号を出さなくてはならなくなったのです。

一般的に哺乳動物を含めた脊椎動物は繁殖期がきちんと決まっていて、巧妙にホルモンでコントロールされています。

しかしそのホルモンも進化に伴って多様化してきました。成長ホルモンや生殖腺刺激ホルモンが未分化でまだ一つだったときには、それらの受容体もそれぞれ一種類で済んでいました。ホルモンが分化すれば、それに対応して受容体のほうも多様化してきたのです。

ヒトをはじめとした脊椎動物では、ホルモンの面でも受容体の面でも、非常に複雑な制御系を作ってきたというわけです。

しかしそれらの複雑な制御系も、もはやヒトの中できちんと働かなくなってきたのではないかと私は思うのです。

ホルモンが多様化した結果、ヒトは受精のタイミングなどおかまいなしにセックスするようになりました。**子孫を残すということは生物の生きる基本なのに、それを放棄するようになった**のです。これなどホルモンの多様化による制御系の混乱の結果でしょう。

動物にとって最も大切な成長や繁殖に関わるホルモンは、生物相が爆発的に多様化した約5億年以上前のカンブリア紀に始まりました。人間が悩んでいるセックスの煩悩は、すでに大昔の生物に芽生えていたのかもしれません。

腸は、脳よりはるかにかしこい

「腸は第二の脳」といわれていますが、私はそうとは思いません。**腸の思考力は脳よ**

り上だと思っているからです。

人間の腸には大脳に匹敵するほどの数の神経細胞があります。それは本章でも述べてきたように、脳の祖先が腸から始まったことに起因しています。私は、腸が脳よりはるかにかしこいと思っています。

脳は食べ物が安全かどうかは判断できませんが、腸にはそれができるのです。食中毒菌が混入した食物でも、脳は食べなさいとシグナルを出します。

しかし腸は菌が入ると激しい拒絶反応を示します。腸に入った食物が安全かそうでないかは腸の神経細胞が判断しています。安全なものでないとすぐ吐き出したり下痢を起こしたりして、なるべく早く人間の身体を中毒させないように反応を起こしています。

心を病む多くの人たちが偏った食物ばかり食べるようになるのは、脳がそのような食事を摂るように命令しているからです。

ポテトチップスやファストフードにはまる人もそうです。これらの食品には脳が喜ぶ物質が多く含まれていて、脳は悪いと知っていながら、無理矢理、命令で食べさせられているのです。

脳死したとしても、腸の生命は終わりになりません。腸は独立して機能し続けることができるのです。しかし腸が完全に死んでしまうと、脳の働きも完全に停止してしまいます。

また、腸は消化の目的だけで働くというのが広く一般的な考えです。

しかし実際は**人間の感情や気持ちなどを決定する物質はほとんど腸で作られています**。腸の中で食べ物から人間に幸せと愛情をもたらすセロトニンやドーパミンを合成しているのです。

全身麻酔をかけた手術後に、医師が一番気にするのは腸の働きです。手術後、麻酔が醒めてから、聴診器をお腹に当てられた経験のある方も多いと思います。

腸が動いているとわかると医師はホッとします。腸閉塞は放置すると死に至る病状です。

腸が動かなくなるとわれわれは生きられないのです。なのに一般的には、腸は脳に比べて重要視されていません。

腸は病原菌を排除し、私たちが生きるために必要なビタミン類を合成し、免疫力を作り、幸せ物質であるセロトニンやドーパミンの前駆体を脳に運ぶという、私たち人間が生きるために重要な作用を担っているのです。つまり、「幸せ」を作っているのは腸だというわけです。

次章ではそのあたりのことをじっくりと見ていくことにしましょう。

2章

幸せな脳は腸が作る

腸内細菌が「幸せ物質」を脳に運ぶ

私の友人、中国科学院の金鋒教授はブタに乳酸菌を飲ませる研究をしています。ブタに乳酸菌を与えると、いろいろな病気が治りました。肉質も良くなり、そして何よりも目立ったのは、ブタがたいへんおとなしくなったということです。乳酸菌が「幸せ物質」であるドーパミンやセロトニンという脳内伝達物質の前駆体を脳まで送ったためだと金鋒教授は語っています。

脳は妊娠した子宮の中の胎盤と同じように、すべての化学物質をガードして脳の中に入らないようにしていますが、乳酸菌が作った小さな脳内伝達物質の前駆体は血液脳関門（BBB）から神経細胞によって脳に運ばれるのです。

ドーパミンは必須アミノ酸のフェニルアラニンがないと合成できません。また、セロトニンも必須アミノ酸であるトリプトファンを食物から摂取することが必要です。しかしこれらのアミノ酸が多く含まれる食品をいくら食べても、腸内細菌がバランスよく増えていないと、脳内にセロトニンやドーパミンが増えてこないのです。これらの「幸せ物質」の前駆体は、腸内細菌がいないと合成できないからです。

ドーパミンはフェニルアラニンからチロシンになり、それが水酸化してL‐ドーパという前駆体として合成されます。セロトニンはトリプトファンから5‐ヒドロキシトリプトファン（5‐HTP）という前駆体に変えられ、腸内細菌によって脳に送られます。

人が幸せと感じるのは脳から分泌される脳内伝達物質が関係しています。一つはセロトニンという物質で歓喜や快楽を伝えるもので、もう一つはドーパミンという物質で気持ちを奮い立たせたりやる気を起こさせる働きがあります。つまり、セロトニンはものごとが順調にいっているとき、ドーパミンは逆境や不遇のときにその力を発揮するというわけです。セロトニンが不足するとすぐキレたりうつ状態になりやすくなります。

そこで、幸せ物質であるセロトニンが脳に不足しているかどうかについて簡単に調べていただけるよう、私はセルフチェックリストを作ってみました。

まずサラリーマン用として作成したのが86ページに掲載したものです。そして、主婦の方用が、87ページのチェックリストです。

セロトニン不足チェックリスト（サラリーマン用）	
①出勤してしばらくしても、まだ眠気が残っている	☑
②日光を浴びることが少ない	☑
③一駅ウォークをしたい気分にならない	☑
④なるべくなら人と会いたくない	☑
⑤言いたいことが言えない環境である	☑
⑥自分はダメだと何ごとに対しても消極的である	☑
⑦些細なことでキレやすい	☑

自分の行動を振り返って、チェックしてみてください。これらの項目のうち**4個以上に該当する場合は、セロトニンの分泌が不足気味**と考えられます。6個以上だとかなり深刻ということになります。

人体における幸せ物質のセロトニン量は全体で約10㎎くらいですが、その90％が腸に存在し、脳のほか身体の各臓器に運ばれているのです。

腸内細菌が脳の発達を促す

腸内細菌は**免疫力のおよそ70％を作っている**とされています。そればかりでは

セロトニン不足チェックリスト　（主婦用）

①椅子が目の前にあるとすぐに座ってしまう	☐
②急いでいないのに赤信号が待てない	☐
③友人には自分から連絡せず、連絡が来るのを待つ	☐
④毎日の掃除や洗濯などの家事が面倒	☐
⑤自分の気持ちを素直に表現できない	☐
⑥電話に出ることを億劫に感じる	☐
⑦自分を何もできない人間だと責めてしまう	☐

なく、**腸内細菌は脳の発達や行動にまで影響**を及ぼしています。

スウェーデンのカロリンスカ研究所とシンガポールのジェノーム研究所の研究チームは、普通の腸内細菌を持つマウスと腸内細菌を持たないマウスを用意し、それぞれの成長を観察しました。

その結果、腸内細菌を持たないマウスは、成長後より攻撃的になり危険を伴う行動を示すことがわかりました。次に腸内細菌を持たないマウスに成長初期と成熟後に腸内細菌を導入したマウスとで比較検討しました。その結果、成長初期に腸内細菌を導入したマウスは、成長しても普通と同じような行動を示したのに対し、成長後に腸内細菌を導入したマウスは、腸内細菌がまったくいないマウスと同じような攻撃性の強い性格になりました。このことから腸内細菌が初期の脳の発達に影響を及ぼしていると彼らは結論づけたのです。

この研究の中心となったR・D・ヘイジ博士やS・ペターソン博士たちは、マウスの成長のどの段階で腸内細菌が脳の発達に影響を与えているかについて、ある特定の時期がありそうだと語っています。そして腸内細菌はセロトニンやドーパミンなどの脳の伝達物質に影響を及ぼしているだけではなく、脳神経細胞のシナプス機能にも影響を与えている可能性があると述べています。

脳の変化を調べたところ、無菌マウスでは不安や感情に関わるセロトニンやドーパミンなどの脳内伝達物質の量が少なかったのです。進化の過程で腸内細菌の作用が新生児の脳の発達過程に組み込まれたものと研究グループは考えています。

また別に、L・M・イイエル博士らは、人間におけるカテコールアミンやヒスタミン、アセチルコリンなどの神経伝達物質の合成に関与する酵素が、細菌からそのまま人間に直接的に伝達されているという研究結果を発表しました。

本来、細菌間の情報伝達に使われていた物質が、「生物界」を超えてその宿主である人間へも作用していることが明らかにされたのです。その結果、人間は細菌と共通する数多くの神経伝達物質を持つようになったというわけです。

前章で述べたとおり、動物類が最初に地球上に出現したとき持っていた臓器は腸だけでした。しかし腸だけの生物でも、結構ものを考えていたようです。

腸が脳の代わりをしていたのです。セロトニンももともとは腸内細菌間の伝達物質だったのです。

人間の体内に存在する**セロトニンの90%が腸に存在する**ことを前に述べました。小腸の粘膜上のクロム親和性（ＥＣ細胞）内に存在しているのです。

ＥＣ細胞はセロトニンを合成する能力を持っており、ここで合成されたセロトニンは腸などの筋肉に存在し、消化管の運動に関与しています。残りの８％が血小板に取り込まれ、血中で必要に応じて使われています。

脳に存在するセロトニンは残りのたかだか2%に過ぎないのです。セロトニンは視《し》床下部《しょうかぶ》や大脳基底核、延髄の縫線核《ほうせんかく》などに高濃度に分布しています。

このたった２％のセロトニンが脳の中にあって、これが人間の精神活動に大きく関与しているのです。

腸のセロトニンが「心の健康」を決める

うつ病になった人の脳内セロトニン含有量は少ないとされています。

セロトニンは卵や豆、魚、乳製品などに含まれているトリプトファンという必須アミノ酸を原料に腸内でビタミン類の力を借りて合成しています。

だからといってうつ病になった人に卵や豆、魚、乳製品を食べてもらうとうつ病が治るかというとそうではありません。腸内細菌がバランスよく存在しないと、合成するときのビタミンが不足しセロトニンが作れないのです。

最近私は、腸内環境の悪化がうつ病や不安神経症を促している可能性を示唆する研究結果を発表しました。脳の健康は腸の健康であると同時に、腸の健康は脳の健康であると考えられるようになったのです。

幸せ物質であるセロトニンが90％腸に存在していることは何度も述べました。腸内に危険な物質が入ってくると、腸内のセロトニンが働いて脳に危険な物質を胃から吐き出せと命令を出させると同時に、脳を介せず下痢という手段で体内から危険な物質を排泄しようとします。

このように脳から指令がなくても、独自のネットワークによって命令を発信する機能を持っているのは、臓器の中でも腸だけです。**腸のセロトニンの働きが心の健康にも重要な影響を与えている**ということです。

腸は身体にストレスを受けると、不安を打ち消すためにセロトニンを分泌します。そのときセロトニンが急激に増えると腸が不規則な収縮を繰り返し、動きが活発になります。

ストレスを感じたときに男性は下痢になり、女性は便秘になったりしますが、これは一種の防御反応の結果です。セロトニンが腸を守ろうとしている証拠です。さらに強いストレスを受け続けると、腸のわずかな動きでさえ痛みとして感じることがあります。それはセロトニンが脳に危険を知らせる信号を出すようになるためです。

腸内環境を保つためには、ストレスのなるべく少ない生活を心がけ、セロトニン量を一定に保つことが大切です。しかし現代社会ではストレスに満ちており、私たちはなかなかストレスから逃れることはできません。

そこで**腸を回復させる食べ物を摂ることが重要**です。

それでは、腸内環境を整えてセロトニンを活性化する食べ物とはいったいなんでしょうか。

私たちが作ってきた文明社会で困ったことの一つが「活性酸素」を多量に生む社会にしてしまったことです。私たちは便利で快適な生活を目指してきたわけですが、それが「活性酸素」を多量に生むことになったのです。

たとえば、食品添加物や残留農薬が多く含まれている食品を摂ったり、濃度の高い塩素が入っている水道水を飲んだり、排気ガスやタバコの煙などの影響によっても、腸の中で活性酸素が発生してしまいます。

また、強いストレスにさらされたり、電化製品からの電磁波や、外界からの放射線、紫外線の影響によっても発生します。

この活性酸素が、セロトニンを作るのに大事な腸を攻撃しているのです。文明社会に住んでいる私たちは、**活性酸素を消す「抗酸化力」のある食品**を積極的に摂る必要があるのです。抗酸化力のある食品はすべて植物性の食品です。植物の中に含まれている「フィトケミカル」という化合物に強力な抗酸化作用があるからです。

最近、特に注目されているのが**オリーブオイル**です。オリーブオイルには抗酸化成分であるポリフェノールやビタミンEが含まれ、他の植物油と比べて酸化されにくいオレイン酸が多く含まれています。

オリーブオイルは紀元前４０００~３５００年前から使われていたようです。オリーブの実から油をとっていた形跡がギリシャ地方に残されています。

現在、オリーブは世界各地で栽培されていますが、特に世界一の生産地であるスペインのアンダルシア地方のオリーブオイルは、良質で人気が高く、世界中に広く流通しています。

ただし、蒸気や溶剤などを利用して精製されたオリーブオイルでは抗酸化成分や有効成分が取り除かれてしまうので、低温圧搾《あっさく》のエキストラバージンオリーブオイル（酸度０・８以下）を利用するのがよいでしょう。

このようにオリーブオイルは、腸の働きをスムーズにして腸内環境を整える作用を持ち、同時に活性酸素による酸化や過酸化脂質の発生を防いでくれます。結果として、腸からのセロトニン分泌を助け、脳の働きを改善する効果も期待されているのです。

腸内細菌でトキメキ&ドキドキの恋愛が続けられる

2000年のノーベル医学生理学賞はドーパミンの研究をしたA・カールソン博士でした。神経伝達物質であるドーパミンは「幸せを記憶する物質」であることが明らかになりました。ドーパミンは人間の脳に**やる気や性欲や興奮のメッセージを与える**機能を持っています。人間が好きになってやめられないものを記憶する物質でもあります。麻薬や酒、タバコをやめられなくしているのもドーパミンの働きです。

フロリダ州立大学のB・アラゴナ博士は、草原ハタネズミを使ってドーパミンの働きを明らかにしました。

このハタネズミは一度結婚すると婚姻関係をずっと続けていく動物です。結婚したオスのハタネズミの脳液からドーパミンを分離して、まったく関係のない若いオスのハタネズミに注射したところ、この若いハタネズミは同世代の若いメスにはいっさい興味を示さずに、ドーパミンを抽出したオスの結婚相手であった、年老いたメスのハタネズミにひたすら求愛し続けたということです。

ドーパミンを誘導するホルモンに、媚薬ホルモンともいわれるPEA（フェニルエチルアミン）があります。この誘導体の作用によって、ドーパミンが大量に誘導されます。

このPEAは食物の中にも存在し、特にチョコレートやチーズ、微生物発酵したものに含まれます。しかしこれらの食物を食べても、PEAはあっという間に分解されて尿に排泄されてしまいます。したがって、恋に夢中にさせようと相手にチョコレートやチーズをたくさん食べさせても、あまり効果はないようです。

PEAは緊張や不安を感じている恋愛初期に多く分泌されますが、恋愛関係が2～3年経過後、お互いに信頼を築きあげて二人の仲が安定してくると緊張や不安はなくなり、それと同時にPEAの分泌は低下し、それに伴いドーパミンの分泌量も低下してしまうのです。なので恋愛のドキドキやトキメキは醒めてしまいます。

ここでドーパミンと代わり、**β－エンドルフィン**がPEAの低下した頃から分泌されるようになります。ドーパミンは脳の体力を消耗させるのに対し、β－エンドルフィンは休息や安心を与えます。**恋人とセックスをしているときの快感やうっとりとし**

た幸福感を感じるのも、このホルモンの作用です。恋愛がより安定した時期になるとこのホルモンが分泌され、多幸感が得られるというわけです。

現在恋人同士にある男女は、**恋愛開始から2~3年後、ドーパミンに代わってβ-エンドルフィンが分泌される時期が一番重要**です。この時期にβ-エンドルフィンがたくさん出るよう、パートナーを大切にし、十分な愛情表現をすることが恋愛を長続きさせる秘訣といえるのです。

大勢の男女のカップルを調査したイギリスの統計によりますと、人間の愛情のタイムテーブルは多くの場合2年しか持たないということがわかりました。つまり、その人たちはドーパミンが減り、代わりのβ-エンドルフィンがあまり分泌されていないということです。

また、強い恐怖の状態にあるときには、性的な魅力を感じやすいことを示唆する研究があります。

この実験はカナダのカピラノ川にかかる2本の橋で行なわれました。実験条件の橋は幅1・5メートル、全長約130メートルの「カピラノ渓谷つり橋」で、この橋は傾きやすく、揺れやすく、グラグラして、約70メートル下の岩場と急流に今にも落ちそうです。

一方、対照条件の橋は上流にある固い木の橋であり、実験条件の橋よりも幅が広くがっちりしており、手すりも高く傾きも揺れもなく、下3メートルのところには小川が流れている橋でした。

被験者は橋上を偶然通りかかった18〜35歳の異性同伴ではない人とし、それぞれ異性の面接者と接触するように仕組まれました。面接者は被験者に対し一枚の女性の絵を見せ、その性的印象を聞きました。さらに「今日は時間がないので詳しく説明できないが、後日電話をかけてきてくれれば詳細を説明したい」として、面接者の電話番号を被験者へ渡しました。

その結果、面接者が女性、被験者が男性の「高恐怖つり橋」の場合は、電話番号を受け取る率も、後日電話をかける率も高く、対人魅力が増加し、情動と性的魅力の関係を示す結果が得られました。しかしなぜか女性の被験者の場合は、怖さを感じる状況でも安全な状況でも反応の変化はあまりありませんでした。

強い恐怖の環境において女性より男性のほうが対人魅力が増加したということは、男性ホルモンがより脳内の伝達物質であるドーパミンの増強に関係したものではないかと私は考えています。

ドーパミンを作るには、食べ物からフェニルアラニンというアミノ酸を摂取することがまず必要です。そして次にドーパミンの前駆体を作る腸内細菌が必要になります。**私たちの行動を決めているのは、元をいえば脳ではなく、腸内細菌**だということなのです。

ドーパミンが十分あれば変わらぬ愛を維持することができるように思うかもしれませんが、脳がドーパミンを求め、次から次へと欲求を充足させるように働く依存性の高い物質であることも確かです。

また、ドーパミンが多すぎると、幻覚や妄想などの統合失調症に類似した中毒症状が出るとも言われています。

先ほど恋愛関係が2～3年で安定状態に入ると述べましたが、恋愛のドキドキやときめきを長く維持したい人は、ＰＥＡをできるだけ長い期間分泌させればいいわけです。

ＰＥＡは微生物発酵で作られますから、**腸内細菌を活性化するような生活習慣を維持する**ことで、いつまでも若く、青春時代の恋愛が続けられるのかもしれません。

そのイライラ、そのクヨクヨ、腸内細菌不足が原因かも!?

1497年ポルトガルのバスコ・ダ・ガマが喜望峰を回りインド洋への航海路を見つけました。その間多くの船員が歯茎から出血したり膝から上に広がる黒アザができるなど、原因不明の病気で160名中100名ほどが死んでしまいました。

その後、その病気の原因を調べた結果、ビタミンCの欠乏で壊血病《かいけつびょう》という病気になっていることがわかりました。

この事件がビタミンBとCの発見のきっかけとなったのです。動物はもともとビタミンBやCを食物から摂らなくても自分の体内で作り出すことができたのです。

しかしヒトは進化の過程の中で果物や野菜などを豊富に食べられる環境にあったため、ビタミンBやCを体内で合成する必要がなくなったのでしょう。**体内でビタミンCを合成できないのはヒトとサルとモルモットだけ**なのです。

船乗りたちがビタミンBやCの不足に陥ったのは、それらを含んだ食品を摂らなかったということ以外に、**腸内細菌の不足があったから**だと私は考えています。船乗りたちは保存食や缶詰ばかり食べているので、腸内細菌が十分に育たなかったことが原因だと思います。

東北大学の木村修一教授の研究によると、腸内細菌によるビタミンB群の合成は、腸内細菌の餌であるセルロースの添加によって大幅に増強されるとあります。ビタミンは食べ物から吸収するよりも、腸内細菌によるビタミン合成のほうがずっと重要なのです。

外国などに旅行してしばらくすると、普段食べていたものが食べられないことにイライラしてくることを多く経験します。それは食べ物や環境の変化で腸内細菌が数を減らしてバランスを崩した結果、ビタミン類の不足が起きたことが根底にあると思われます。

ビタミンBの不足で脚気が、ビタミンCの不足で壊血病が確かに起こりますが、多くのビタミンが脳内伝達物質の合成に関わっています。それらのビタミンを腸内細菌が合成しているのです。**腸内細菌が不足すると脳内伝達物質が欠乏し、イライラしてくる**というわけです。腸内細菌がビタミンを合成し、そのビタミンが脳内伝達物質を

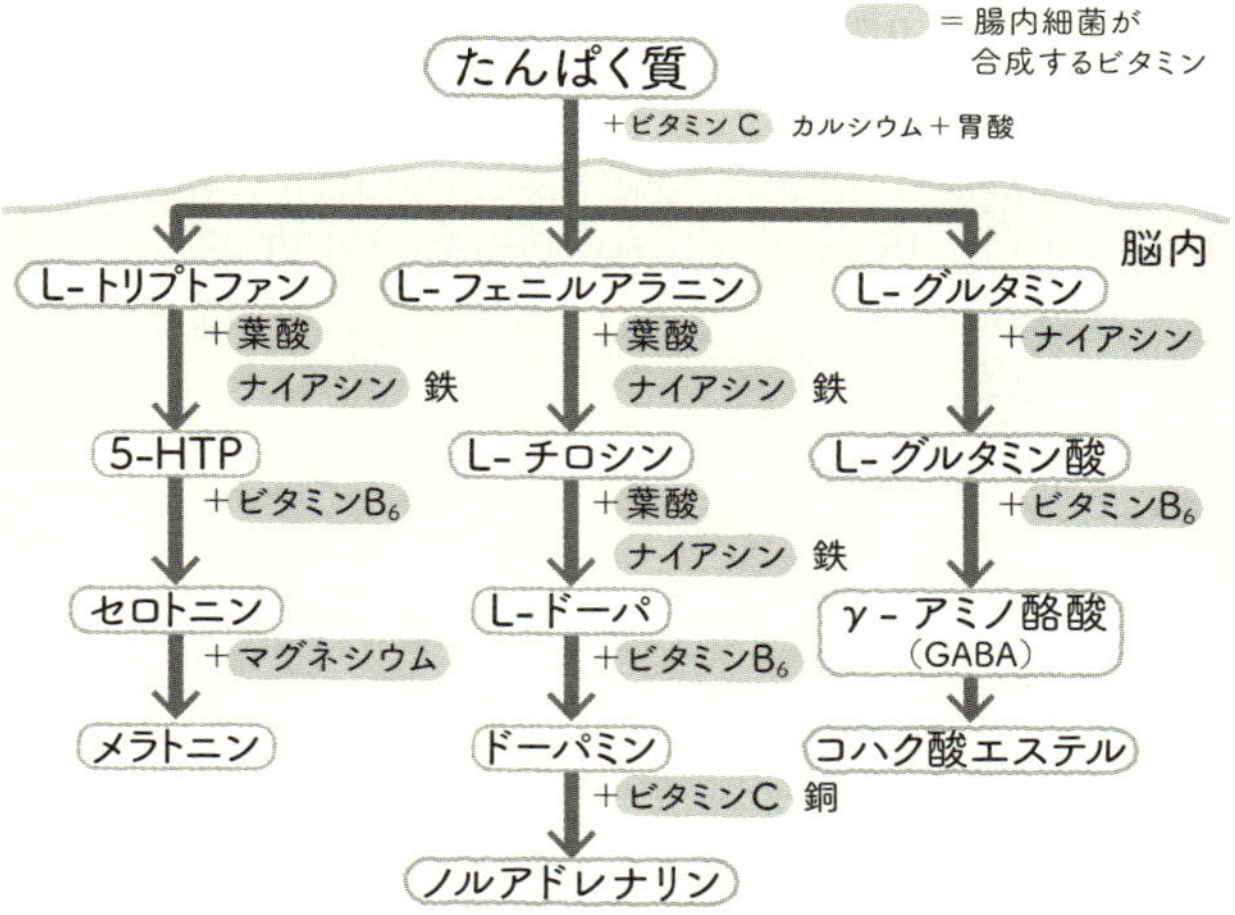

（出典：『「うつ」は食べ物が原因だった！』溝口徹著、青春出版社）

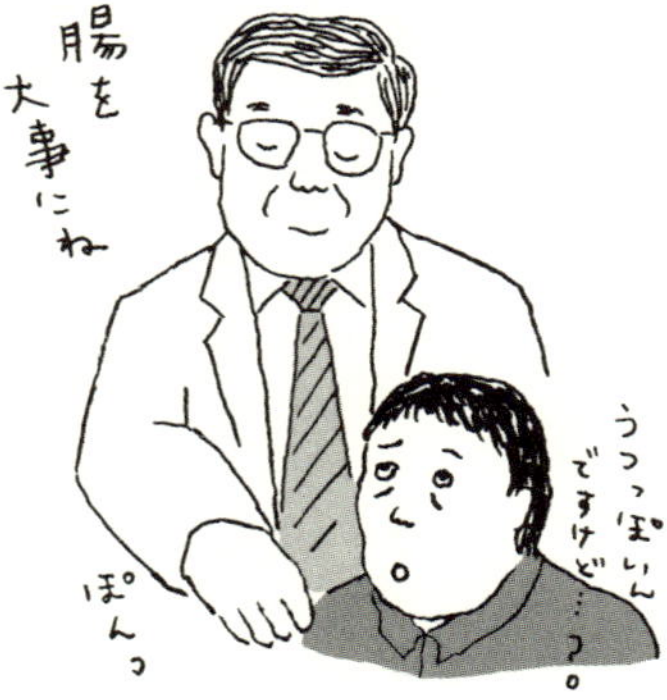

合成します。

脳内の幸せ物質と呼ばれるセロトニンや、やる気を起こすドーパミンは、タンパク質の分解産物であるトリプトファンとフェニルアラニンによって腸内で合成されます。タンパク質の分解にはビタミンCが必要です。トリプトファンやフェニルアラニンなどのアミノ酸からセロトニンやドーパミンを合成するためには、葉酸やナイアシン、ビタミンB_6といったビタミン類が必要です。

これらのビタミン類は私たちの体内では合成できません。腸内細菌が作っているのです。腸内細菌がバランスよく、数多く存在しないと、幸せ物質であるセロトニンとやる気物質であるドーパミンが不足し、うつ状態になったりイライラしたりするのです。

不安や緊張が腸内細菌のバランスを乱す

1976年、アメリカ航空宇宙局（NASA）のホールデマン博士が、宇宙飛行士と腸内細菌との関係を調べました。この年、NASAは有人科学実験探査機を打ち上げました。搭乗したのは3人の宇宙飛行士でした。この3人の腸内細菌を継続的に調べたところ、**極度の不安と緊張にさらされているときには、悪玉菌といわれるバクテロイデス菌が異常に増加**していました。

同様に、旧ソ連においても宇宙飛行士の腸内細菌叢《さいきんそう》が調べられています。腸内細菌はすでに飛行前から変化を見せ始め、飛行中はさらに異常が認められたということです。善玉菌といわれるラクトバチルス菌などが減り、悪玉菌といわれるクロストリジウム菌が増えていました。

また阪神・淡路大震災前後での被災者の腸内細菌叢の変化を調べたところ、震災後では糞便中のカンジダやシュードモナス菌が増加していました。**心理的あるいは身体的ストレスが善玉菌を減らし、悪玉菌を増やした**のです。

なぜストレスが腸内細菌に影響を与えたのでしょうか。これに関しては九州大学の須藤信行教授らのグループによる系統的な研究があります。

生体は有害なストレスを受けたときに、視床下部—下垂体—副腎軸を介して腸内細菌に影響を与えていることが明らかにされたのです。ストレスが腸内細菌叢を変化させる機序として、免疫機能抑制や腸管運動の変動を介した間接的な影響が想定されていました。

しかし、最近の須藤教授らの研究によって、ストレス時に消化管局所で放出される「カテコラミン」による直接的な影響が明らかにされました。カテコラミンにさらされた大腸菌は増殖が進み、腸管局所でも病原性が高まっていました。このようなカテコラミンによる病原性増強効果は、大腸菌以外の細菌でも観察されています。

ストレス時の生体反応には、緊急反応するものとゆっくり反応するものがあります。緊急反応はストレッサーが視床下部に働いて、それが直接交感神経に働き、副腎髄質が反応してアドレナリンを大量に分泌します。

一方ゆっくり反応する場合は、ストレッサーが視床下部に伝わるとそれが下垂体前葉に伝達され、下垂体前葉からＡＣＴＨが分泌されて副腎髄質に指令を出してコルチゾールを分泌します。このストレスに緊急反応した場合でも、ゆっくり反応した場合でも、アドレナリンやコルチゾールは腸内細菌に変化を及ぼし、その腸内細菌がまた脳内へ神経伝達物質を送るという循環ができています。

つまり不安や緊張によるストレスが腸内細菌のバランスを乱し、それによってさらに脳が不安と緊張を増強させるという、脳と腸の相関ができているのです。

「うつ」は腸が体を守るための防御反応？

「人がうつ状態になるのは、感染症から身を守るための免疫システムの進化の結果」だと述べている研究者がいます。米国・エモリー大学のA・ミラー博士とアリゾナ大学のC・レイソン博士は、2012年の「モレキュラーサイカイアトゥリー」のオンライン版に、人間は病原体による感染から身を守るために、免疫システムが進化する過程でうつ状態を発症するようになったのではないか、との学説を発表しています。

彼らの研究班は、うつ状態になると感染症にかかっていなくても炎症反応が起きやすいことから、うつ状態が免疫システムと関係しているのではと考えました。

また、アメリカではうつ病がありふれた精神疾患であることから、もともと脳内に組み込まれた反応なのではないかと仮定し、なぜ人間の遺伝情報の中でうつ状態と免疫システムが結びついたのかを考察しました。

私たちの人類史において、近代までは抗生物質もワクチンもない環境で生きてきました。人類の長い歴史の中で感染症は特に命を脅かすものであり、新たな感染症に罹患することは死を意味し、家族や集団システムの崩壊に直結するものでした。感染症から身を守り、大人になるまで生き抜き、遺伝子を子孫へと繋げることがとても重要だったのです。

大昔の人のストレスというと、きっと獲物や敵と戦ったときのプレッシャーや負傷だったに違いありません。そんなストレス状態で感染症にかかった人に近づけば、今のような抗生物質などの良い薬がない大昔では、あっという間に感染して死に至ったでしょう。しかし、ストレスを受けてうつ状態になると、動作が緩慢になり食欲も落ち、社会活動から疎遠になります。このうつ状態が、感染症に罹患している人に接触しないようにするため有効だったのではないか、ということです。

私は、これらの学説で言われていることにも腸が大いに関係しているのではないか、と考えています。なぜなら、腸は免疫システムの要であり、そしてストレスによるうつ状態では、胃腸疾患の症状を訴える人がとても多いからです。

食道から胃、腸まで一本につながっている**消化管は独自の神経系を有し、脳とは独**

立して機能しています。消化管は脳から指令を受けるだけではありません。逆に、消化管から脳への情報伝達量のほうがはるかに多いのです。

この腸神経系は「腸の脳（gut brain）」と研究者の間で呼ばれています。腸の脳は神経を通じ、すい臓や胆のうなどの臓器をコントロールしていて、消化管で分泌されるホルモンと神経伝達物質は肺や心臓といった臓器と相互作用しています。

つまり、ストレスによる食欲不振や胃痛、腹痛など消化管の不快な反応が、脳へうつ状態になるよう命令し、結果的に行動を緩慢にさせたり、社会的活動から疎遠にさせたりしているのではないか、と私は思っています。

このことから、うつは脳だけの疾患なのではなく、身体全体の問題である、と再度考えさせられるのです。

「頭と腹で考える」私の習慣

私は幼少時代、三重県多気《たき》郡《ぐん》明星村《みょうじょうむら》にある国立の結核療養所の宿舎で過ごしました。

当時、結核は伝染力の強い国民病として恐れられていましたので、結核療養所はたいてい人里離れた森の中に建てられていました。

私は小さいときからヤギやウサギを飼い、ニワトリは30羽近く世話をしていました。結核の療養所の所長だった父は、国立の土地を勝手に開墾し、畑にしていましたから、私は小さい頃から畑仕事を手伝わされました。

遊びといえば、田んぼで取ってきた生きたままのドジョウを水と豆腐の入った鍋に入れ、火にかけました。するとお湯が沸くにつれ、ドジョウが熱さに耐えられなくなって豆腐の中に避難しようと顔をつっこむ姿を面白おかしく、友達と見ていたりしました。

また、カエルをつかまえて肛門に麦わらのチューブを入れ、息をふき込んでお腹をパンパンにして放したり、自然の中で自然の動物や昆虫などを相手にした遊びばかりしていました。

そうした環境で成長した私はその後、高校・大学と進学していく中で、都会の優秀校出身の同級生とはずいぶん異なった思考回路を自覚するようになったのです。

私が幼少時代の遊びについて語ると、都会の優秀校から医学部に入学した同級生から「フジタは生き物を大切にしない。残酷で下品で動物愛護の精神がない」などと非難されました。私といえば腹の中で「何言ってるんだ。お前たちは何も考えずに毎日肉や魚を食べているくせに」と思っていました。

自然を相手に自然の中で生活していると、**頭で考えるより、腸で考えることが多くなっていることを実感**します。

私の研究はすべて頭で考えるより、腹で感じ取った感性にしたがっています。ウンコが流れている川で遊んでいる、インドネシア・カリマンタン島の子どもには、アトピーやぜん息、花粉症などのアレルギー疾患に悩んでいる人がいません。彼らは皆回虫にかかっています。

私は「腹の中で」回虫がアレルギーを抑えているに違いないと直感したのです。頭でだけ考えたなら、「回虫がアレルギーを抑える」という突拍子もない考えなど浮かんでくるわけはないと思います。

豚に乳酸菌を飲ませると、性格がおだやかになります。これを見て、「乳酸菌が幸せ物質を脳に運んでいるに違いない」と私は腹で感じ、頭で実験計画を練ったのです。

私はいつの間にか、腹で考えてから頭を使うようになったのです。

「エビデンスがあれば100％正しい」とは限らない

ところで私は過去、エセ科学者だと思う人に会ったことがあります（一方では、私自身がエセ科学者であると名指しされたこともありますが……）。

水の結晶を観察しながら、その水に「おはよう」と優しく声をかけると水の結晶の形が美しくなり、「バカヤロー」と呼びかけると水の結晶が汚く乱れるということを写真入りで本にし、結構売れた研究者がいます。小学校の道徳の時間に、この本が教材として採用されたこともありました。

その研究者は私の研究室にやって来て、私の目の前で同じような実験をして見せてくれました。

そのとき私は、「ああ本当ですね。面白い現象ですね。水も人の気持ちが伝わるんだ。おはようと優しく声をかけたときの水の結晶の美しさは素晴らしいですね」とその研究者に言ったことを覚えています。

しかし私の頭の中では、「アンタ、本当にそんなことが起こると信じているの？前から感じていたけれど、まったくもってエセ科学者ですね」と思っていたのです。

頭でこんなことを思っているのに、まったく別のことを口で言った私は、いったいどうなっているのでしょうか。

このときの私は、脳で考えていたわけでなく、**腹で人の話を受け止める余裕があったから**でしょう。もし私が脳だけで考えていたら、感情的に揚げ足をとる言動をしていたに違いありません。

水に優しい声をかけて結晶が変わるという話は、まったく「エセ科学だ」と頭の中で思っていながら、そのことを当の研究者に直接言わなかったのは、私が腹で考えた結果、「別に目くじら立てて反論しなくても良い」と判断したからでしょう。

私は以前、「ABO式血液型で人の性格はある程度規定される」と発表したことがありました。その結果、多くの識者といわれる人たちから「単一の遺伝子から決まる血液型で、人の性格が異なるはずがない。藤田はエセ科学者だ」とバッシングを受けました。しかし免疫学を研究していると、「血液型で人の性格はある程度規定されるのは当然である」ということが自然にわかるのです。

実際は、科学とエセ科学の境界線を引くのは難しいことです。**科学によって導かれた結果だからといって、100%正しいわけではない**からです。

逆に実験や観察がいい加減な場合でも、得られた結果が正しい場合もあるのです。本当の科学者とは「科学は私たちの行なっている観察や実験で100%正しい結果を得ることはできない」と思っている人のことなのです。

現在の医学では、EBM（Evidence-based-medicine）が声高に叫ばれており、エビデンスがあればすべてが正しい結果であり、無条件に信用してしまう傾向にあります。

しかしそのことは、**たびたび重大な間違いを起こしている**のです。エビデンスがあるからといって科学を無条件に信奉することは、エセ科学から離れていくように見えながら、実はぐるりと回ってエセ科学に近づくことになるのです。

私は脳で考えるだけでなく、腹の感覚を重要視しています。宇宙のように謎だらけだけど、私たちの命を確かに支えてくれている腸の存在を常に想い、そんな中で腸内細菌の観察や実験を今もなお続けているのです。

3章

腸を可愛がれば、頭がよくなる

私の体験的「子育て」論

本論に入る前に、まず私の子育て体験から記してみたいと思います。

私の家系は医者になっているものが多く、父もおじも医者でしたし、従兄も医者になっているものが多かったのです。私の弟は整形外科医でしたし、妹は歯科医です。

私には三人の子どもがいます。女・男・女の一男二女です。真ん中の息子が唯一の男で、息子は医者になるのが当然だと、私も妻も思っていました。二人の女の子の教育はどちらかというと放任しており、もっぱら一人息子に力を注ぎました。早くから英才教育を施し、ピアノなどの情操教育も行ないました。

息子は高校入学まではクラスでいつも一番で、親の言うことをなんでも聞く、とても「良い子」に育ちました。周りから「あなたの息子さんのように素直な良い子で成績優秀に育てるにはどうすればいいの」と聞かれ、そのたびに妻は鼻高々だったと言っていました。

しかし、高校に入ってしばらくすると息子は親に反抗するようになりました。「医者になるのはイヤだ」と急に言い出したのです。

成績はそれからみるみる落ちて、高校2年生のとき、自分で理科系から文科系のクラスに変えてしまったのです。彼は医者になることを拒否し、音大を卒業、今では好きなときにクラシックピアノをひいています。

一方、二人の娘たちには、勉強はそんなにしなくてもいいから、可愛く、優しい子に育てばよい、というスタンスで子育てしました。しかし、私の行動をじっと観察していた二人は「男は頼りにならない。自活することを考えなくてはならない」とこっそり自分で勉強していたようです。二人とも、高校まではそう目立つ存在ではありませんでしたが、長女は国立大の歯学部に、次女は医学部にストレートで入学しました。

一人息子が医学部への進路を勝手に変えたことがわかったとき、私は息子を呼んで怒鳴りちらしました。「お前は医者になることが運命づけられている」と私が言うと、息子は「そんなこと、だれが決めたんだ。僕は僕が決めた道を行くんだ」と大喧嘩になり、それから私たち二人は口もきくことがない状態が続きました。

その後、私は腸と脳の研究を続けていく中で、**私の子育てが間違いだった**ことに気がついたのです。「幼時の英才教育は子どもをダメにする」のです。**「良い子に育てることは良くない」**のです。

本章では、「なぜ幼児期の英才教育や良い子に育てるのが間違いか」について学問的な背景を述べてみたいと思います。

新聞を読んでいると、**「寝る子は脳もよく育つ」**という見出しが目につきました。睡眠時間の長い子どもほど、記憶や感情に関わる脳の部位「海馬」の体積が大きかったことを東北大の滝靖之教授らの研究チームが明らかにしたという記事です。

研究チームは、2008年から4年間で、5~18歳の290人の平日の睡眠時間と、それぞれの海馬の体積を調べました。その結果、**睡眠が10時間以上の子どもは6時間の子どもより、海馬の体積が1割程度大きいことが判明**したということです。海馬は大脳辺縁系《へんえんけい》の旧皮質に属し、本能的な行動や記憶に関与しています。

私はこの記事を読んで再び、私の息子に対する子育ては間違いだったことを、今になって知り、反省しました。息子には確かに「勉強しなさい」とばかり言っていました。「勉強をやめて、よく眠りなさい」など一度も言ったことがないことに気づいたのです。

「幼児期の英才教育」は子どもをダメにする

赤ちゃんの脳は牛や馬などの他の動物に比べると、特に大きく成長して生まれてきます。人間の大人と比べても、生まれたばかりの赤ちゃんの体重は大人の約20分の1に対し、**脳の重さは大人の約4分の1**もあります。

これには実は重要な意味があるのです。

お母さんのお腹の中では何が起こっているかというと、卵子が受精すると、その後42日間で赤ちゃんの脳は一気に40％分の急成長をします。42日目に最初の神経細胞（ニューロン）が作られて、120日後には、その数が1000億にもなります。毎秒9500個というものすごい勢いでニューロンが作られているのです。

しかしそれ以降、そのものすごい成長はぴたりと止まります。

そして生まれる60日前、ニューロンは互いにコミュニケーションを取り始めます。軸索と呼ばれる神経突起が伸びてニューロン同士が繋がり、シナプスという連結が形成されます。このシナプスは生まれて最初の3年間で完成します。3歳の時点で100億個のニューロンが互いに連結し、たった一つのニューロンにつき1億5000個ものシナプスが形成されるのです。

しかし、3歳以降に不思議なことが起こります。脳は、大量に入念に作られた回路の多くを使わないように仕向けるのです。せっかく作られた回路も使われなければやがて使用不能となり、あちこちで壊れ始めます。

こうして3歳から15歳までの間に使われなかった無数のシナプスが失われ、16歳頃には、回路の半分は使いものにならなくなります。また、使いものにならなくなった回路はあとの修復もほぼ不能です。

このようにして人生の早い段階に一人ひとり独自の脳内回路が作られ、私たちはこの脳とともに長い人生を過ごしていくわけです。

ところで多くの大人たちは、子どもには早い時期から高度の教育を受けさせればよいと考えているのではないでしょうか。

しかしそれは効果がないどころか、**かえって子どもの脳の正常な発育を阻害**してしまうのです。幼児期からやたらに英才教育を受けていると、大人になるとダメ人間になることが多いことにすでに皆さんは気づいていると思います。

大人で「天才」と呼ばれる人は、子どもの時代にボーっとしている人だったり、変人だったりします。逆に小さいときに「神童」とほめられていた子どもは、大人になってから意外に大したことがなくて平凡に終わったりします。

121ページのグラフをご覧ください。これは「天才」（IQ121～145）、「頭のよい人」（IQ109～120）、「普通の人」（IQ83～108）それぞれの大脳皮質の厚さの変化を年齢ごとに追ったものです。IQの高さは大脳皮質の厚さに比例するといわれていますが、**天才と呼ばれるような人は実は7歳までの間の大脳皮質が平均よりも薄い**ことがわかります。ところが、その後、一気に逆転現象が起こるのです。

天才と呼ばれる人の大脳皮質が薄いのは、この間に英才教育を受けずに「感覚的経験」を積んだからではないかと推測できます。その薄い大脳皮質も、7歳から急激に上昇します。11歳頃にピークに達し、それ以降、大脳皮質の厚さは急激に薄くなっていきます。

これをシナプスの「**刈り込み現象**」といいます。つまり、**頭のいい子を育てるには、**

幼児期の英才教育はダメだということです。

知能の高い子どもと平均的な子の差は、脳の大きさではなく、発達過程の脳の変化に関連していることが示唆されています。この研究は、米国立精神保健所、小児精神医学科のF・ショー博士らによるもので、2006年、英科学誌「ネイチャー」に掲載されました。

かつて私は、ある地域の幼稚園で講演をしたことがあります。その幼稚園はどろんこ遊びなど、自然に触れることを幼児期にたくさん体験させるというテーマで教育がなされているところでした。

園児は裸足で走り回り、教室には庭の泥が入り込み、建物も古くて見た目は汚い幼稚園でした。

一方、その幼稚園から100メートルも離れていないところには、ピカピカの清潔で近代的な建物の幼稚園がありました。また、そこでは早くから英語教育の徹底など、英才教育がなされていました。

私は汚いほうの幼稚園で講演したわけですが、そこの園長先生は「この地域の多くの子どもが隣にあるピカピカの幼稚園に入園を希望し、競争率が非常に高くなってい

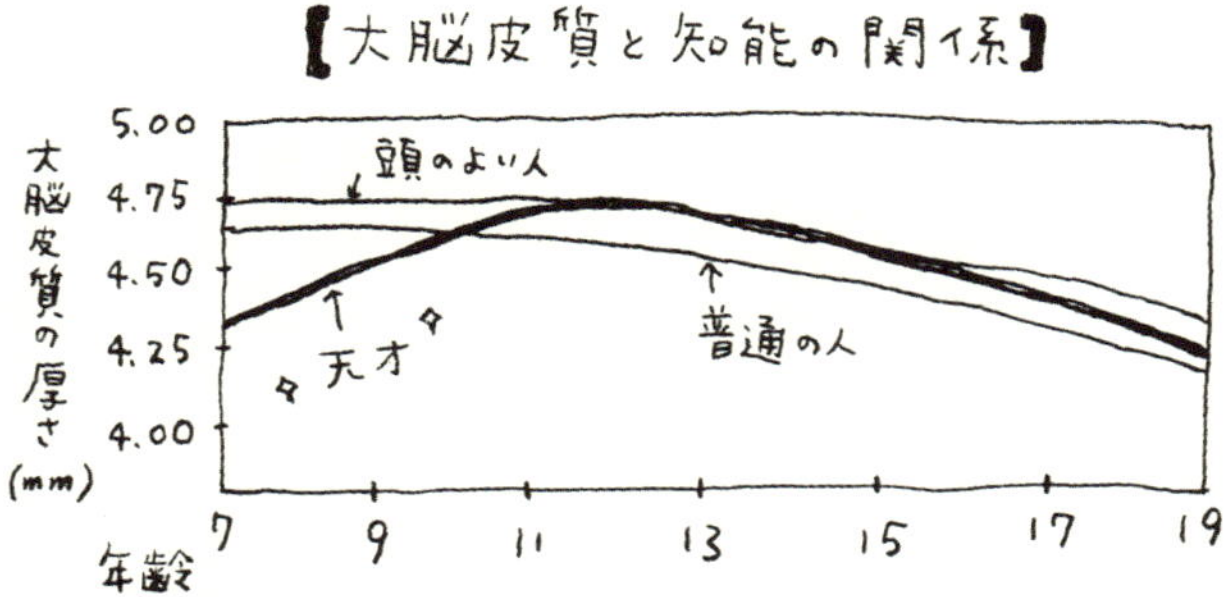
【大脳皮質と知能の関係】
5.00
4.75
4.50
4.25
4.00
大脳皮質の厚さ (mm)
頭のよい人
天才
普通の人
7
9
11
13
15
17
19
年齢

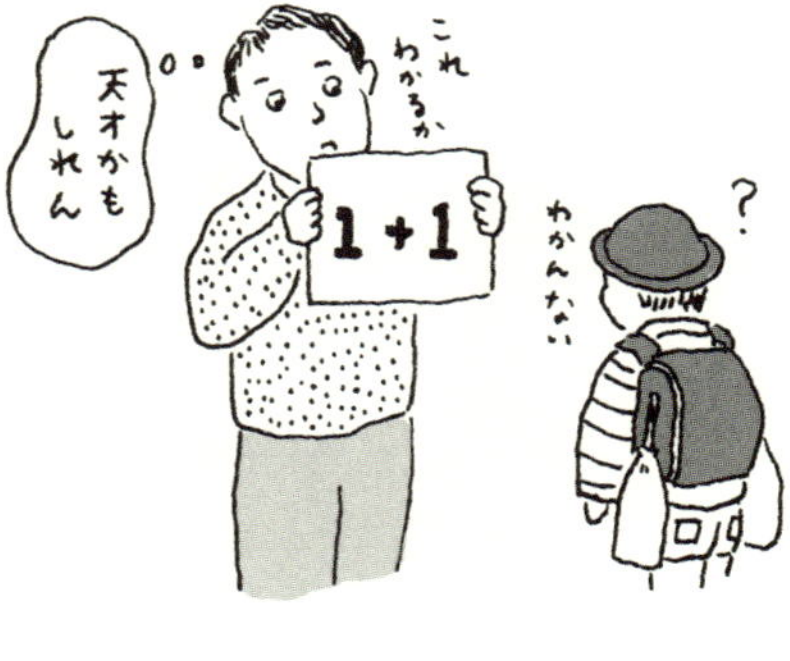
天才かもしれん
これわかるか
1+1
わかんない
?

るのだけれども、私の幼稚園は定員不足の状態で困っています」と話していました。

それから15年経って、私は再びその汚い幼稚園での講演を依頼されました。ところが以前と状況は一変しており、**汚い幼稚園のほうが人気が出て入園待ちの状態**で、近代的な建物の幼稚園は定員に満たないという、逆の状態になっていました。

私は「どうしてこのようなことになったのでしょうか」と園長先生に聞いてみました。すると先生は「私の幼稚園の卒園生のほとんどは、**中学生以降成績がぐんぐん伸び、有名大学に入学する割合の多いことが地域で話題になった**のです」と語っていました。

それはさておき、胎児期におけるシナプス形成の基本的な仕組みについての素晴らしい発見が、1981年ノーベル賞を受賞したキューベルとヴィーゼルによってなされています。それは子猫を使った「感覚遮断実験」でした。

彼らは生まれたての猫の片目の上下のまぶたの皮膚を縫い合わせました。その数週間後に縫い糸を取ってまぶたを開くと、縫い合わせた目の視力が失われていて、その後いくら視覚を刺激しても視力は生まれず、永久にその目は視力を失ったという実験です。

一方、縫い合わせなかったほうの目は普通以上に視力を持っていました。

ところが同じ実験を成猫で行なうと、縫い目を取ってもまぶたを開くと、ちゃんとその目はものを視ることができたのです。この実験でわかることは、「視る」という能力は自然に現れるものではなく、「視るという体験」を通してはじめて視ることができるということなのです。

したがって、赤ちゃんの脳を成長する前の未熟な状態だと考えると、とんでもない間違いを起こすことになります。ヒトの脳は、他の動物に比べて未発達な状態の期間が長いことが特徴です。しかし、それがヒトの高度な知識を得られる秘訣なのです。

子どもの発展途上の脳を正常に発達させるには、**「感覚的経験」が必要**で、しかもその経験は生後まもなくの時期に形成されます。この時期を「臨界期」といいます。臨界期に幼児に感覚的経験をさせないと、重大な障害が起こるというわけです。

感覚的体験を起こさせないで、幼児期から難しい高等教育ばかりを施していると、脳のその後の正常な発達が望めなくなります。つまり、幼いうちの脳にむりやり詰め込もうとする教育は、外界からの刺激が多すぎて知覚機能が麻痺し、脳は一生子どものレベルから成長しにくくなるという弊害が出てくるのです。

「個性」や「才能」は3歳〜15歳の間に作られる

さて、シナプスの形成が3歳までに行なわれる話をしました。

ではなぜ、3歳までに必要以上のシナプス結合を形成して大量に回路を作っておきながら、その大半を使わずに使用不能としてしまうのでしょうか。

赤ちゃんがこの世に生まれると、脳はまず自分が生きるための重要な知識や習慣をたくさん吸収しなければなりません。赤ちゃんはハイハイする前からすでに学習能力を持っています。

しかし3歳まではその情報をただ一方的に吸収するだけです。赤ちゃんにとっては見るもの聞くもののすべてが膨大な情報量です。新しい脳は生きるための基本的な情報を吸収することに精一杯で、まだ世界観というものは形成されません。

シナプス形成をしながら生きるための基本的な情報を吸収する時期を過ぎると、脳はフィルターをかける作業に移ります。これは先述した「シナプスの刈り込み」です。

シナプスの刈り込みが行なわれる時期を「感受性期」と呼び、この時期にその子が興味を持った音楽や美術、スポーツやアカデミックな活動に関わって忙しく脳を機能させていると、**脳細胞はその活動に反応して、それに適した回路を形成していく**のです。逆に毎日テレビゲームばかりしている生活だと、その活動に適した機能が強化され、その他の部分が摘み取られて、大切な神経回路が消滅していくのです。

いま世の中にもてはやされている「脳トレ」のゲームは、実はその人の才能をつぶしているのかもしれません。特に子どものときはテレビゲームばかりやってはいけないのです。

シナプス刈り込みの異常が、自閉症や統合失調症などと関連するという報告もあります。オスロー大学のライヘルト教授は、自閉症は幼児期のシナプス刈り込み期に発症し、統合失調症は思春期の刈り込み時期に発症すると言っています。

脳に情報フィルターをかけ、多くの情報のうち一部を受け取り、一部を無視するという作業が大切なのです。

子どもは難しいことはわざと無視して聞き流してしまい、自分のわかる言葉や興味あるものだけに意識を集中して吸収します。ですから言葉を覚えるのは大人よりはるかに早いのです。この**フィルタリング作業は3歳以降、10年以上続きます**。その間に親から譲り受けた遺伝的特性と体験に基づき、フィルターをかける回路と流れが良くて使いやすい回路とが選別されていきます。

またこれらの回路は、使用頻度がさらに高くなることでよりいっそう強靭で高感度なものになっていきます。自分の好きなことや興味あることに熱中しているとき、「楽しい」「しっくりくる」という感覚は、**選別されて強くなったシナプスを使いつつ、さらに回路を鍛え上げている**という証拠です。

一方、フィルターをかけて使われなくなった回路は、シグナルを送っても反応を示さなくなります。これは嫌いなことをしなければならないときに「なんだかピンとこない」「つまらない」という気分になることでもよくわかります。

よく考えると日常の生活においても、個々の鍛えられた回路は自己主張をしています。知識欲の回路を強めた人は、常に「なぜ?」「知りたい」という気持ちがあり、ところかまわずどんどん疑問をぶつけます。

また、競争心の強い回路を持った人は、信号が青に変わった途端にだれよりも早く横断歩道を渡り、一人で満足感に浸ります。

このような個々の独特な性格は「長所・短所」とも言われますが、私は「**個性・才能**」であると考えています。

個性や才能は遺伝的要素ももちろんありますが、3歳〜15歳までの間に受けた経験や生育環境が大きく作用し、独自の強いシナプス回路を作ります。この時期に膨大な情報にフィルターをかけ遮断し、不必要な何十億個のシナプスを失い、自分に合う必要なものを選択淘汰させることで、個々の才能や独特の世界観が生まれてくるのです。

もしも、情報フィルターがかけられない脳であった場合、その子どもはどんな些細なことでも記憶できる恐ろしい子どもになるでしょう。見るもの聞くものすべての経験が事細かに記憶され、忘れたくても忘れることができません。その結果、一般的な概念を作ることができない子どもになってしまいます。

つまり考えることも、感動することも、人間関係を築くこともできない、個性や嗜好や判断力や情熱のすべてが欠如した子どもになってしまうのです。

したがって、シナプスの数が多いからといって、かしこい子に育つというわけではないのです。かしこさなどの才能は、**最も強靭な回路をいかに上手に利用するか**で決まります。

使用頻度や刺激によって強い回路を作るためには、何十億ものシナプスを失うことは当たり前のことで、むしろ必要なのです。

あなたが持つ「強靭な回路」は何？

ここまで、3歳～15歳までに脳の回路が形成され決定されるということを述べてきましたが、すでにこの時期をたいした刺激なく過ごしてしまったので自分は才能がない……と嘆くことはありません。

幸いなことに、すべての人は素晴らしい個性と才能を必ず持ちあわせています。ただ、その存在に気づかず活用できていないだけなのです。

その才能を発揮するためには、フィルタリングによって淘汰されてしまった回路を無理矢理に修復させる努力をするよりも、**自分が持つ強靭な回路はどのような特性かを知り、それをほめ、さらに鍛錬を重ね、じっくり成長させる**ことがいちばん良い方法だと私は思っています。

自分の強い回路の特性というのは、本人にとっては普段から当たり前のことばかりなので自覚するのが難しいのですが、他者との交流やさまざまな挑戦、多くの経験を通して独自の才能を導き出し、大事に育ててほしいと思います。

わが息子の話に戻りますが、彼は今、自分の好きな音楽の道を力強く歩んでいます。「医者にしよう」と固執した「英才教育」は見事に失敗に終わりましたが、今の息子を見ているとそれが本当の意味での失敗だったかどうか、私にはわからなくなります。

私が体験的にいえることは、幼少期から無理な押し付け教育をしても、子どものためにはならないし、そもそも子どもは親の思うとおりにはならないということです。

私の身近にも次のような例があります。私の教え子の32歳の男性は心理学に興味を持っており、精神神経免疫学を勉強しています。彼は口癖のように「自分は個性も才能も持ち合わせていない。多分3歳から15歳までの時期に、両親をはじめだれからも相手にされなかったことが原因だ」と語っていました。

彼の考えはいつも後ろ向きで、行動も常に消極的でした。しかし私が彼との研究を通じて知ったことは、確かに彼には対人関係をうまく処理する能力はないのですが、物事をとことん追求する才能が人一倍強いことでした。

私は彼のその才能を発揮させるために、その回路をさらに強靭にするにはどうすればいいかを考えました。私は大げさなくらい彼の得意なことをほめ、彼の成果を評価するなどの、回路を鍛え上げるための指導をしました。その結果、彼は今、精神神経免疫学の研究にいきいきと挑戦し、人生を前向きに考え直すようになってきました。

また、私は大リーグで活躍していたイチロー選手が、小学校6年生のときに書いた作文を読んだことがあります。6年生のときの彼の夢は、一流のプロ野球選手になることでした。イチロー選手は、自分の野球に対する才能を認め、それを伸ばすにはどうすればよいかについて、6年生のときから真剣に考えています。

そのイチロー選手の才能を最大限に伸ばすよう指導した人は、イチロー選手の父、チチローと呼ばれている鈴木宣之さんです。鈴木さんは「子どもが夢を見つける最初のきっかけは、親が与えるものだと思っています」と語っています。

「もし一朗がサッカーをやりたいと言っていたら、私も一緒にボールを蹴っていたかもしれません」

イチロー選手が、野球選手としてこんなに成功したのは、早くから自分が持つ強靭な回路を自分自身で見つけ、親がそれを後押しした結果だと私は思っています。

どうして「人間だけが生後すぐに歩けない」のか？

ヒトが受精卵から一人前の人間の身体になるまでを個体発生といいます。精子と卵子とが結合し、生命が誕生し、腸ができ、心臓ができ、脳ができ、手足ができて、一人前の人間の身体になるまでの過程です。

一方、「系統発生」という言葉がありますが、こちらのほうは生物の進化をたどるように個体が成長することをいいます。

人間の「個体発生」は「系統発生」に基づいています。後に詳しく述べますが、最初に地球に生物が出現したのが「深い海の中」だったのです。

人間の生命の誕生も母親の体液の中で始まります。体液は深い海とほとんど同じ成分で構成されています。

やがて多細胞生物が地球上に出現します。そのときの地球は酸素がない状態でした。人間の胎児が多細胞になったときにはやはり子宮のなかの酸素がない状態なのです。

このように人間の個体発生は系統発生に基づいているのです。

「個体発生は系統発生を繰り返す」という言葉がありますが、これはドイツのヘッケルという動物学者が出した仮説で「反復説」と呼ばれています。つまり成体になるとまったく違う特徴を持つ動物なのに、胎児であるときには極めて似た特徴を持っている、という仮説です。

私たちは自分の身体については、受胎から成体になるまでの過程について「個体発生と系統発生」という考え方がごく普通に理解されています。しかし脳やあとから述べる腸に関しては「個体発生と系統発生」の概念がまったくなされていません。

「**人間は10カ月の早産**」と言った生物学者がいました。犬や猫は出産と同時に歩み出すのに、人間だけはどうしても生まれてから10カ月以上にならないと歩くことができません。ですから人間は10カ月の早産で生まれてくる動物だということです。

19世紀の終わりから20世紀のはじめにかけて「**ネオテニー（幼形成熟）**」という概念が起こりました。チンパンジーの赤ちゃんの顔は丸いが、大人のチンパンジーは口が突き出ています。

ところが人間の場合は、大人になっても顔は赤ちゃんと同じです。このことから人間だけが幼形成熟をしているという概念が生まれたのです。

なぜ人間だけが早産で、しかも幼形成熟をしているのでしょうか。

私は人間が脳だけをあまりにも大きくしてしまったことが原因だと思っています。人類の過去から現在に至る歴史や進化の過程を観察しますと、人間の生存戦略を知ることができます。

まず人類は、脳を異常ともいえるほど急速かつ複雑に発展させました。人類は５００万年あまり前にその独特の進化を始めたと考えられますが、生物の進化史から見ればたいへんなことをしてしまったのです。この極めて短い期間に脳は３倍あまりも大きくなり、複雑な機能を備えるようになりました。

けれども、生まれる前に脳をあまりに大きくすると、立ち上がることも歩くこともできません。ですから人間は早産のまま生まれ、幼形成熟するようになったことが考えられます。それでも、人間の脳は他の動物に比べ、機敏に動くためには大きすぎたのです。

そこで、**人間は脳を大きくする代わりに脂肪組織を減らした**のです。

現代では太った人が多くなってきましたが、それでも他の動物に比べてみるとガリガリに痩せています。象やカバなんかはものすごく身体が大きく、脂肪だらけです。人間は脳を大きくして脂肪を減らしたからです。ライオンは人間を襲うことは滅多にないそうです。なぜならば人間はガリガリで低脂肪なため食べてもおいしくないからです。

脳が大きくなると脳はエネルギーをたくさん消費しますから、大量の食料が必要になります。脳を大きくすることは生物にとって不利なはずです。小食で済ませるには脳が小さいほうが良いのに、なぜ人間は脳を大きくしたのでしょうか。

2010年発行の「ネイチャー」には、このことを真剣に議論した論文が掲載されています。

しかし、その理由は結局よくわかっていません。多分、人間という動物は、脳を大きくすることによって地球を支配できる動物になれると思ったのでしょう。

確かに脳を大きくした人間は、地球を支配したかのように見えました。しかしそれは本当でしょうか。

脳の大きい動物である人間が作った文明社会が、自分自身をじわじわと滅亡へと導いていることに、人間自身が最近になってやっと気づき始めたのでした。

生まれたての赤ちゃんがなんでも舐めたがるワケ

脳と同じように腸に関しても、私たちは「個体発生と系統発生」の概念を持ち合わせていないのではないかと思われます。

子どもがアトピー性皮膚炎やぜんそくにならないようにするには「落ちたものを拾って食べましょう」と私は呼びかけていますが、素直に私の意見に従った人はほとんどいません。

しかし腸の「個体発生」について少しでも勉強した人ならだれでも、**幼児は落ちたものを拾って食べることが、腸のその後の発育に必要**であることに気づくはずです。

すでに述べたように、お母さんの体内にいる10カ月と、生まれてすぐの数カ月で、人間の子どもは生物の進化をたどるような「個体発生と系統発生」を繰り返しています。

地球が誕生したのが約46億年前、生物が誕生したのは約40億年前でした。その頃は宇宙線という放射能がとても強くて、地表には生物が生きていけなかったのです。放射能の影響が少ない深い海の底にはじめて生物が生まれたのです。

胎児も最初に発生するのは羊水の中です。**羊水は海とほぼ同じ成分**でできていますので、胎児も海の底に生まれているようなものとみなしていいでしょう。

また、生物が最初に誕生した地球には酸素がありませんでした。生命が誕生する子宮の中にも、酸素がありません。酸素のない地球の環境に生まれた生物と、子宮の中で誕生する胎児は同じことになります。

やがて地球には酸素が少しずつ増えてきました。生物は好気的な細菌を細胞の中に取り入れてミトコンドリアにし、酸素をエネルギー源として使う動物という種に進化しました。そのときの動物には、腸だけしかなかったのです。

お母さんの体内でも、臍帯から酸素をもらうようになった胎児は「動物のような成長」をします。まず腸が最初に作られます。脳や心臓はそのあとにできるのです。10カ月目に胎児は母親の胎内から出てきます。

しかしそのときは10カ月早産で生まれますので「一人前の人間」ではありません。生まれたばかりの赤ちゃんは、酸素が増えてきた地球上にすんでいた原始的な脊椎動物と同じ状態なのです。彼らの多くは大地で泥まみれの生活をしていました。土を舐めていたのです。

人間の赤ちゃんがなんでも舐めたがるのは理由があったのです。それは**生まれたての赤ちゃんが土の上にいた原始的な動物と同じ状態にある**からです。なんでも舐めて赤ちゃんの腸を大腸菌だらけにしようとしているのです。

その証拠には普通に生まれた直後の赤ちゃんの腸は決まって大腸菌だらけになります。赤ちゃんがなんでも舐めたがるのを「ばっちい、ばっちい」といって阻止すると、その後、赤ちゃんの腸の正常な発育を望めなくなるのです。

消毒したお皿で、無菌に近い食品を赤ちゃんに食べさせているのは人間だけです。パンダは生まれたらすぐに土を舐め、お母さんのウンチを舐めます。そうしないとパンダになれないからです。笹を消化する酵素をパンダ自身は持っておらず、腸内細菌が消化酵素を持っているので生まれたらすぐにパンダの赤ちゃんは腸内細菌を増やそうと土を舐めているのです。

コアラもユーカリを無毒化する酵素を持っていません。腸内細菌が持っているからコアラも早くから腸内細菌を増やそうと努力しているのです。柱の木の繊維を食べているシロアリも、自分自身は木の繊維を消化する酵素を持っていません。腸内細菌が持っているのです。

このように人間以外の動物は、生まれた直後から腸内細菌を増やそうと努力しているのです。

ところで、みなさんは地鶏と飼育小屋で飼っているブロイラーとどちらが元気か知っていますか。どちらの肉がおいしいかも知っていますか。答えは地鶏です。地鶏は土壌菌のついた餌を食べているからです。

私たち**人間も本当は土壌菌を食べたほうが元気になる**のです。

このことは前章でも述べたのですが、だれもわかってくれませんので、私は土壌菌を毎日カプセルに入れて飲み、私の腸内細菌の変化を調べています。おかげで以前より元気になりました。

しかし私ひとりの実験では説得力がありませんので、とても元気な学者である東京農大の小泉教授にも土壌菌を飲んでもらったという話は前にしたとおりです。

人間が食物以外で、特に**土が無性に食べたくなる症候を土食症**といいます。この土食症は2000年以上も前、すでにヒポクラテスによって記録が残っているほど古くからあるものです。限られた特定の種族や民族に発症するものではなく、人類が移住するすべての大陸ほとんどすべての国で観察されています。

米国・ニューヨークのコーネル大学でヒューマン・エコロジーを研究しているS・ヤング博士らは、2011年6月の「ザ・クオータリーレビュー・オブ・バイオロジー」に、人間が土を食べるのは毒物や病原体から胃腸を守るためである可能性が高いと発表しました。

博士らは、宣教師たちや植民地の医師、冒険家、探検家の記録や、文化人類学者の報告など、信頼できる480以上の土食についての記録を、データベース化し、メタ分析を行ないました。

その結果、土食が生じる理由として最も合理的で可能性が高いのは、感染症の防御のためであることがわかったということです。

土食の例として最も多いケースが、妊娠初期の女性と思春期以前の子どもであり、両者に共通するのが、免疫力の低下で感染症にかかりやすい時期であるということ、また事例が多い地域は熱帯が多いため、食中毒による感染が多いということなどから、このような結論を出したようです。

腸の中で繰り広げられる「40億年の生物史」

私たち人間は突然地球上に出現した生物ではありません。約40億年前、地表に「いのち」が誕生して以来、今日まで長い期間をかけて進化してきた生物なのです。

免疫の場としての腸には、驚くほどたくさんの細菌が存在しています。

人間の腸には500種類以上、その数100兆個以上の細菌が生息し、その重さは大腸内に生息する細菌だけでも2kg近くになるといわれています。これらの細菌はいわば私たち生物がかつて住んだことのある「原始社会」に生きています。

約40億年前「いのち」が誕生し、やがて酸素がないところで細菌類のみが生きた原始地球と同じ環境が、**現在の「人間の腸の中」で再現されている**のです。

腸は単なるチューブなのではなく、複雑な生体機能をつかさどる重要な器官であることがわかってきました。脳がなく腸だけで生きているヒドラのような生物を観察していると、腸が脳の原型であることがよくわかります。

神経細胞がびっしり並んでいる臓器は腸以外にはないのです。

腸は脳と同じように「考える臓器」であることは1章で強調したとおりです。この腸内細菌が私たちの免疫力を高め、生きる力を生んだのです。

それればかりではありません。この腸内細菌は子どもの脳の正常な発達をも促すのです。さらに豊かな感性や情緒の形成を導いているのです。

私は生まれてからすぐの、アトピー性皮膚炎に悩んでいる赤ちゃんの腸内細菌を調べたことがあります。驚いたことに、それらの赤ちゃんの40%が便から大腸菌がまったく見つからなかったのです。

生まれた直後の赤ちゃんの腸内細菌が**一度大腸菌だらけにならないと、赤ちゃんの腸はその後の正常な発育が望めない**のです。一度腸内細菌が大腸菌に占拠されないと、免疫力をつけることができずアトピー性皮膚炎を発症し、それが一生治らなくなるのです。

仕事場でクビになったという理由などから、だれでもいいから人を殺すという行動を起こす人が時々見られます。彼らの大腸菌をはじめとする腸内細菌の数が極端に少なくなっているということも考えられます。

この原始社会に棲んでいる細菌類が、皮肉なことに「現代社会のストレス」にさらされています。

検査しても内臓には異常がないのに、下痢や便秘を繰り返す便通異常が増えています。「過敏性腸症候群」や「機能性便秘」に代表される機能性胃腸炎は、21世紀になって急増し、社会的にも問題になっています。

腸管の運動は自律神経のバランスによりコントロールされています。自律神経のうち交感神経がアクセルとなって下痢を起こすシグナルを出します。

一方、副交感神経はブレーキの役割があり、便秘を起こすシグナルを出します。これに心的ストレスが加わるとこのブレーキとアクセルのバランスが崩れ、便通異常を起こすことになるのです。

社会が複雑化しストレス社会になった今、脳・腸相関を免疫学を通して解明することが必要とされる時期になってきたのです。

「しつけは3歳まで」の生物学的意味

アレキシス・カレルはフランスに生まれた実験外科学者で、生涯をニューヨークのロックフェラー研究所で過ごしました。1912年にノーベル賞を受賞したのですが、彼の著作で有名なのは1939年に出版した『人間・この未知なるもの』でした。

その中でカレルは「私たち人間は脳だけを価値あるものと考えている。脳によってつくられた『知』は測定できて再現性があるために自然科学を発展させ、確かに私たちの生活を豊かに便利にした。しかしそれは人間が犯した大きな誤りであって、**『知のみを価値あるもの』という考え方が人間の滅亡を導いている**」と今から約80年前に述べています。

これまで脳の活動は遺伝子プログラミングによって完全に管理されていると考えられていました。

しかし、最近の研究によって、脳の発達は環境に依存することがわかってきました。

遺伝子は確かに脳の基本的枠組みを決めますが、その形や仕上げを促すのは環境なのです。このときに大きな役割をするのが腸内細菌です。腸内細菌が子どもを環境に順応するように導いているのです。

脳の神経細胞のシナプス数の増加率が最も多い時期は**生後3年間**で、実はこの期間が脳の環境への依存率が最も高くなるのです。この時期、**腸内環境を正常に保つことが大切**になります。生後～3歳までは、生得性能力や感性の甦りのときなのです。この時期には私たちが作ってきた現代的な物質文明の影響を入れてはいけない「聖域」なのです。

しつけは3歳まで、と日本では昔から言われています。この考えは概ね正しいと私は思います。3歳までの「聖域」に現代社会の影響を持ち込んではいけないのです。人類発生当時から私たち人間とともに協調して生きてきた「腸内細菌」を大切にし、「知」のみを価値あるものという考えを持ち込まないことが大切です。

したがって繰り返しますが、この時期の「英才教育」は禁物なのです。知識的な刺激は感性の甦りを妨げるからです。

3歳までは子どもは大自然の中にまかせきりでいいのです。その時期の養育環境によって感性の原型が甦るからです。知識の学習は4歳以降にすればよいのです。

学習による**知識の習得は3歳頃までの感性の素地の上でなされるのが本当**なのです。感性は好奇心ややる気のもとです。感性が豊かであれば学習の成果は確実に伸びます。感性が弱いと学習は画一的となり、独創性は出てこないのです。

感性が養われるこの幼児期に異常な体験をすると、脳の原始部分、つまり脳幹や辺縁系の活動を高め、脳上部の新皮質などの機能を低下させ、結果的に攻撃性、衝動性、暴力性を高め、凶悪行為に走らせることになります。

つまり3歳までの幼児期の養育がその子を凶悪にさせたり、優しい子にしたりします。この時期の養育がその子の将来にとってたいへん重要になるということなのです。

「良い子」に育てるのは「悪いこと」

皆さんはひょっとして自分の子どもを「良い子」になるように教育していませんか。それは決して子どものためにならないことを伝えたいと思います。

自分の子どもに赤ちゃんのときから自分たちに「良い」と考えられることだけを教え、「悪い」と考えられることをたしなめたりしていませんか。

そんなことをしていると赤ちゃんが成長するにつれ、**両親の顔色をうかがいながら両親に気に入られるような「良い」ことだけをしようとする子ども**になってしまいます。いわゆる「良い子」はそのように育っていくのです。

自分の意思で行動して「良い子」になっているのではありません。むしろ自分の本当にやりたいことは、自己の内面にじっと閉じ込めて「良い子」になっているのです。気づかぬ間に溜まるストレスは相当なものになるでしょう。思春期になり親離れの時期になっても、それまでの親の顔色を見て決めていた「良い子」の基準でしかものごとの善悪を判断できないような若者になるのです。

不特定多数の人間を相手にしなければならないときには、それが通じなくなるのは当然でしょう。「自分は自分である自覚を持って判断できる」人間でないと、まともに生きていけない時期が必ずやってくるのです。

だから「良い子は危ない」のです。子どもたちが起こす大事件では周辺から「おとなしくて良い子だったのに」という声が多く聞かれます。

両親が社会的に立派で子どもに「いつも良い子でいなさい」という態度で接していると、大人が想像する以上のストレスが子どもにかかり、精神的な行き場がなくなってしまいます。その気持ちをうまく発散できないまま成長し、ある日突然キレて大事件を起こしてしまうのです。

ではこのような子どもにしないようにするためには、親としてどうしたらいいのでしょうか。

一つは両親ともに立派すぎないことです。お父さんが**どこか抜けていたり**、お母さんが小さいことにはこだわらず**おおらかに子どもに接したりするほうがいい**のです。

また世の中にはきれいなものばかりでないことを、小さいうちから伝えておくといいでしょう。

昔話や童話の多くは、本当は残酷な物語です。世間には悪い人がいること、悪い面もあることをきちんと伝えています。子どもたちは小さいうちから世の中の怖さを知りながら、そんな目にあわないように自覚して成長していくのです。

しかし今の社会は子どもを悪いことから遠ざけ、まるで無菌状態で育てようとしているのではないでしょうか。現代の文明社会で立派な子どもを育てるためには、精神的に弱い「良い子」ではなく、**心の免疫力のある「たくましい子」に育てる**ことが大切なのです。

免疫力のある子どもにするには、腸内細菌を増やすことです。腸の環境を良好な状態にすることです。

まず腸内細菌のエサである**野菜、豆類、穀類**を使ったお母さんの手作りの食品を摂らせることです。良質の細菌をいっぱい含んだ納豆、味噌、ヨーグルトなどの**発酵食品**を積極的に摂らせ、化学調味料や添加物の多く含まれる食品をなるべく食べさせないことです。

「おとぎ話」は、「残忍性の抑止」に一役買っていた

3歳までは子どもは大自然の中にまかせきりで育ててよいと述べました。

しかし、4歳以降になると知識の習得が必要になってきます。この時期は前頭葉はまだ働いていませんが、側頭葉が活発に働く時期に入ります。側頭葉が働くと、今ま

でなかった「ねたみ」や「残忍性」が衝動的に出現することがあります。

しかしこれらの感情は、親の適切な養育としつけで抑止することができます。この感情の抑止に一役買っていたのが、**昔のおとぎ話や童話**だと私は考えています。

日本のおとぎ話も、昔は相当残酷なものが多かったのです。それが現代ではすべて「良い話」ばかりになってしまいました。子どもたちに与えられる童話はすべて「良い子」用に改ざんされてしまっています。

たとえばカチカチ山ですが、タヌキはおばあさんを殺して「ババア汁」にしたのです。ウサギはおばあさんの敵討ちのため、タヌキを泥船に乗せて沈めたのでした。

私は毎年のようにインドネシアに行っていますが、インドネシアでは日本のような少年少女が起こす変な事件の話はほとんど聞いたことがありません。どうもあの種の凶悪事件の背景には、日本社会の表面的な「偽善」が隠れているように思えるのです。

インドネシア各地を旅していますと、それぞれ土地特有の「民話」や「おとぎ話」があることがわかりました。その話の中には結構残酷なものがありました。ジャワ島ソロで見た民話劇には、勝手に好きな男性の子どもを妊娠した王女を、飼っていた虎に食べさせる王様の話がありました。

『本当は恐ろしいグリム童話』という本が昔ベストセラーになりましたが、ヘンゼルとグレーテル兄妹が森の中でたどり着いたのは、「お菓子の家」ではなく、本当は「子どもを食う魔女の家」だったのです。

考えてみると、日本の戦後の子どもはみんな良い子になってしまったように思われます。子どもに与えられる童話はすべて「良い子用」のものに姿を変えさせられたのです。

しかし童話やおとぎ話は本来、**人間の残酷さや陰険で狡猾な一面を伝えるものだったのです。**

ところで、私は今年インドネシアのバリ島にある、伝統芸能が盛んなウブドという町の集会場で、バロンダンスを見てきました。バロンは森に住む想像上の聖獣で、バリ・ヒンドゥーの善を象徴します。反対に魔女ランダが悪の象徴とされ、この二つはお互い倒されることなく永遠の戦いを続けます。

つまり善も悪も長く続かず、善の後には悪が、悪の後には善が繰り返されるのです。善と悪との果てしない戦いを通じて、「善・悪」「生・死」「聖・邪」というバリ独特の相対概念を表しています。

すなわち、世の中にも心の中にも善と悪はたくさん存在し、永久になくならないということです。

バロンダンスでは、世界は善と悪とのバランスの上に成立し、お互いに相反するものは拮抗し続けるというバリ人の世界観を見ることができます。

私が研究している腸内細菌も同じで、善玉菌と悪玉菌と呼ばれるものが絶妙なバランスをとり拮抗しながら、私たちの健康を守ってくれています。

腸内細菌の世界ばかりでなく、私たち人間の精神も、善悪のバランスの上にかろうじて存在しています。子どもの時代に善と悪と両方を持ち合わせながら成長していくのが人間としての正常な生き方につながるのです。

また、道元禅師は『正法眼蔵《しょうぼうげんぞう》』の「諸悪莫作《しょあくまくさ》」の巻の中で次のように述べています。

善悪は時なり、時は善悪にあらず

たとえ世間一般の人のほとんどが善だという行為も、必ずしも将来的に絶対的な善ではないということを知っておかなければいけないということでしょう。

「金魚を一匹突き殺す」

ここでもう一度、「良い子」のことを考えてみましょう。

子どもは自分の意思で行動して「良い子」になっているのではないということでした。道元禅師が説くように「良いこと」も時とともに変わるのです。思春期になり親離れの時期になって、**「良い子」の善悪の判断基準は当然ずれてくる**ことになります。

北原白秋が大正8年に発表した『金魚』という詩があります。子どもが金魚を一匹ずつ殺していく残酷な詩です。

母さん、母さん、どこへ行た。
紅い金魚と遊びませう。
母さん、帰らぬ、さびしいな。
金魚を一匹突き殺す。

まだまだ、歸らぬ、くやしいな。
金魚を二匹締め殺す。
なぜなぜ、歸らぬ。ひもじいな。
金魚を三匹捻ぢ殺す。
涙がこぼれる、日は暮れる。
紅い金魚も死ぬ死ぬ。
母さん怖いよ、眼が光る。
ピカピカ、金魚の眼が光る。

金魚を殺している子どもをきっと大人たちは叱責し、非難することでしょう。しかしそんな大人たちは平気でエビやあわびを生きたまま「残酷焼き」や「おどり食い」と称して火にあぶり、喜んで食べているのです。大人たちの手前勝手な生き方の中で育てられている「良い子」の苦しみを、詩人の谷川俊太郎さんはこんな詩に書きあげています。

まんびきしたことはないけど
わたしはひとのこころをぬすんだ
ぬすんだことにもきづかずに
へやにかぎはかけないけど
わたしはこころにかぎをかける
かぎのありかもわからずに
うそはついていないけど
わたしはほほえんでだまっている
ほんとのきもちをだれにもいわずに
いいこだから　わたしはわるいこ

私たち人間はこの地球上で生きているものを殺すことなしに生きてはいけない存在なのです。私たちは毎日命あるものを食べています。

子どもには、このような残酷性が私たちに自然に備わっていることを知らさなければならないということになります。その上で残酷なことがどのような意味を持つか、子ども自身で判断させることが必要になるのではないでしょうか。

北原白秋は子どもの身のうちから自然に出てくる残酷性について、子どもの養育に当たるお母さんに知らせようとしていたのです。

「時には20歳の青年よりも60歳の人に青春がある」

「人は成熟するにつれて若くなる」

これはヘルマン・ヘッセの言葉です。身体は老化するのに、心はどうして若くなるのでしょうか。私は「**感性」が人の心を若くしている**と思っています。

「感性」は先祖から新生児に継承され、3歳までの養育環境で目覚め、青年期で不活化され、自己研鑽をすることで磨きをかけ、高年齢になって完成されるのです。その感性が人の心を若くするというわけです。

人間だけが幼形成熟をする動物であるということはすでに述べました。つまり人間だけが感性を研ぎ澄ますことに努めれば、大人になっても幼児の心のように「無心の驚き」「好奇心」「遊び心」「偏見のなさ」などを持ち続けることができるということなのです。

生後3歳までは感性の甦りのときであり、この時期に知能的な刺激が感性の甦りを妨げることを前に述べました。この時期には知能的な刺激よりも、**先祖から継承された環境が感性を育むために必要**なのです。

それでは、先祖から継承された環境とはなんでしょうか。

私はその一つが腸内細菌だと思っています。腸内細菌は私たち人類の出現以前から私たちと共進化した生き物なのです。腸内細菌を人類の誕生前後の状態に保っていれば、感性が育まれるはずです。

現代社会に住む私たちは、人類誕生以前から共進化した腸内細菌の正常な生育を阻む環境を作ってきました。

便利で清潔で快適な社会を築き上げた結果の文明社会は私たちの体内に活性酸素を多量に産生するようになりました。巷にあふれる安くて便利な食品は、保存料などの添加物や化学調味料が多く含まれています。これらはいずれも腸内細菌のバランスを崩し、数を減らしていきます。

その結果、免疫力が低下し、幸せ物質であるセロトニンや、やる気物質であるドーパミンなどの神経伝達物質が脳から減って、現代人の感性が衰弱してきたのです。幼児期に腸内細菌が働いて、子どもの感性に影響を与えているのは間違いないと私は思っています。

感性の基本は3歳頃までで、これを「第一次感性インパクト期」といいます。

成人式を迎える頃は感性や知性の調和を確認して生き方の選択をする時期になります。理想を掲げ志を立てようとするときです。**知性からいったん離れて感性のインパクトを与える時期**なのです。この時期を「第二次感性インパクト期」といいます。

この二つのポイントが押さえられると自らの価値観を頼りに生きることができ、社会に出ても「自己発見の道」を歩むことができます。

時流に身をまかせることが多い成人の時期に、実利に目を奪われず、生きがいのある生涯を歩むことができるのです。そして高齢者の時期になると、実人生が持ち込んだ夾雑物《きょうざつぶつ》を払い落とし、本来の感性のまま生きることができるのです。

「時には20歳の青年よりも60歳の人に青春がある」

これはサミュエル・ウルマンの『青春』という詩の一節ですが、青春とは人生のある時期にのみ存在するものではありません。感性を磨きながら夢を持ってチャレンジすれば、いくつになっても青春の感動を感じることができるのです。

70歳になっても、いきいき生きられる

私の友人がとても良い文章を持ってきました。

「オヤジからの18のアドバイス」というもので、これは海外のブログ「Marc and Angel Hack Life」に掲載されていたものです。

その中には次のようなことが書いてありました。

「30歳、40歳、50歳と歳を重ねていくときに、歳をとったという感じはないだろう。大人とは歳をとった子どものことだ。年齢を重ねても自分が歳をとったと感じることはない。ほとんどの場合、自分が今感じる以上のことを感じることはないだろう。ほんの少し若いときより賢く、自信を持っているだけだ。

今までの人生でこの世界に自分の場所をつくり、何が大切かを学んできたはずだ。成長することを恐れるな。むしろ楽しめ。歳をとることはとても素晴らしいことだ」

私は、人は**70歳を過ぎてもいきいき生きられる**と思っています。私自身、70歳を過ぎても成長することに努め、それを楽しんでいます。これまでの人生の中で体験を重ねるたびに、感性が磨かれるように自分自身を導いてきたつもりです。

私は禅僧が行なっている座禅にもたいへん興味を持っています。座禅で行なわれているのは「丹田《たんでん》呼吸」です。

丹田とはおへその下あたりのことで、解剖学的にいうと腸の部位に当たります。腸を意識して呼吸をすると、感性が磨かれるのです。脳で考えずに、腸を意識して「丹田」で考えれば、自分と真剣に向き合うことができるというわけです。

禅宗の高僧には、歳をとっても豊かな感性を持ち続けて人々に有益なメッセージを送った人が多く見られます。それは禅宗が「丹田」を重要視した教えであったことが関係しているものと思われます。

江戸時代後期の曹洞宗《そうとうしゅう》僧侶である良寛は「子どもの純真な心こそが誠の仏の心」と

解釈し、いつも懐に手鞠をしのばせていたといいます。いつでも子どもたちと遊べるようにするためです。

ある日、良寛は近所の子どもたちとかくれんぼをしていました。子どもたちが鬼になり良寛は物陰に隠れたのですがなかなか子どもたちに見つけてもらえず、子どもたちは全員家に帰ってしまいました。

すっかり周りが暗くなってもじっと物陰に隠れている良寛を見た大人が「何をしているのですか」と尋ねると、良寛は「シーッ、静かに。子どもたちに見つかってしまうではないか」と答えたそうです。そして弟子の貞心尼とはお互いの心を通いあわせる句も残されており、晩年においてプラトニックな恋愛をしていた彼らを垣間見ることができます。

また、とんち小僧で有名な一休は、実は歳をとってからのほうが元気でいきいきした生活をしています。

30歳以上歳の離れた盲目の「森女《しんじょ》」と激しく恋をして、70歳過ぎても若者が及ばないほどのとろけるようなセックスを毎晩繰り広げたのでした。そしてそれに加え、なんと一休は若い男も大好きで「バイセクシャル」だったのです。

一休はそのことを包み隠さず『狂雲集《きょううんしゅう》』という本の中で公表し、自分自身を「風狂の一休」と呼び、自分が狂っていることを皆に伝えています。

『狂雲集』には、一休が77歳のとき、大阪の住吉薬師堂で鼓を打つ旅芸人で盲目の「森女」という30歳前後の若い女性との出会いについて書かれています。一休は40歳近くの年齢差などまったくいとわず、森女との愛戯の赤裸々な様子を書き上げ、「恋法師一休自賛」と署名しています。

それらの詩はすべて漢詩で書かれていますが、それを口語訳にしたものを一部ご紹介します。

「森女との愛によって、枯れ果てた身と心に再び春がやってきた。森女の深い愛情に応えられなければ、私は未来永劫、畜生の身となるであろう」

「美人の淫水を口にして。ひそかに美女にささやいた二人だけの愛の誓いを、自分で気恥ずかしく思いつつ、風情な情事を終え、三度生まれ変わってもまた一緒になろうねと愛を誓う。生きながら、けもの道に迷い込んで、潙山和尚が牛になった気持ちを、そんなことかと見おろしている」

また、男色についても詠った詩があります。

「そばつきの男色たちに。生まれつきの色好みが高じて、男色を楽しむようになり、生命花やぐ宴席では、いつも花のような君たちが相手。太った男の子は、玉環とよばれた楊貴妃、ほっそりとした男の子は、漢の孝成帝に仕えた飛燕そっくりで、君たちと遊んでいる限り臨済禅の正室など、ぷっつり縁が切れている」

こんな逸話を聞いていると、この二人の高名な禅僧はいずれも子どもの時期に身につけた感性を、歳をとっても持ち続けているように思われます。

特に一休の場合は自分が狂っていると自覚しながら、それを隠すことなく行動に移し、そして他方では悩んでいる多くの庶民に元気で生きるメッセージを送っていたのです。

なぜ女性は高齢になっても元気で生きられるのか

男性は40歳過ぎに離婚すると、早死にすることが統計上明らかになっています。離婚しない男性に比べて寿命が約10歳も短くなっています。

一方で女性は、離婚しても寿命はまったく変わっていません。そして女性の寿命は常に男性よりも長いのです。

なぜ女性は男性に比べて寿命が長く、高齢になっても元気で生きられるのでしょうか。

それは**女性が先天的に免疫力を高めることができる「生き物」**だからです。

私たちの身体には毎日5000個以上のガン細胞が出現しています。人間の身体は約60兆個の細胞で構成されていますが、そのうち約2％が新陳代謝などで毎日新しく生まれ変わっています。この今の瞬間にも莫大な数の細胞が生まれ死んでいるのです。

これはたいへんな作業になるわけで、1細胞中にある30億文字分の情報（百科事典20巻分）を一字たりとも間違えないようにコピーしながら細胞は分裂し続けているのです。

このような天文学的な数字の作業の中で、ミスが起こらないわけがないのです。このとき、ごく一部の細胞にコピーミスが起き、ガン細胞が1日5000個以上出現するというわけです。

ガン細胞が「ガン」にならないようにしているのがTh‐1細胞の免疫システムで

す。Ｔｈ－１は私たちの身体を「動的」に維持するため、絶えず「できそこない細胞」を監視して殺しているのです。

Ｔｈ－１免疫システムの中で早期に活性化されガン細胞を攻撃する免疫細胞がＮＫ（ナチュラルキラー）細胞です。

このＮＫ細胞は他の免疫担当細胞と異なり、日常生活のちょっとした変化で簡単に活性が高まったり低くなったりします。**楽しくポジティブな考え方をするだけで活性はすぐに高まります**。適度な運動をするだけでも活性が上昇します。

逆に嫌なことを経験したり暗い気分になるだけで活性は低下します。したがって、**ＮＫ細胞を活性化すれば、ガンの発生を予防できる**というわけです。

Ｔｈ－１免疫システムを高める要素の70％は腸内細菌が握っています。あとの30％は生きがいがあり楽しく生きるという心の問題です。

野菜、豆類、穀類などのバランスのよい食品を毎日摂取することです。これらの食品は腸内細菌のえさになり、Ｔｈ－１免疫系が活性化されるからです。添加物や化学調味料が入った食品ばかり食べていると免疫が低下してきます。

免疫が高いとガンの発生を抑えるばかりではありません。アレルギー性疾患や自己免疫性疾患にもなりにくくなります。そればかりか「生きる力」も強まります。

男性は離婚するとつい便利で安い食品ばかりとるようになり、手作りの野菜、豆類、穀類などの料理をあまり摂らなくなります。

また、男性はコミュニケーションを取るのが歳とともに不得意になってしまいます。離婚後ひとり寂しく部屋に閉じこもり、ぶつぶつ言いながら一人酒を飲んだりして、免疫力は常に低下傾向にあるのです。

一方で女性は、離婚しても積極的においしいものを食べています。他人とのコミュニケーションは、離婚後のほうが良くなっています。友だちをたくさん作って、楽しくわいわいと騒ぎ、NK細胞活性が高まっている状態が続きます。ガンにならないばかりか、生きる力も強まっています。

長年連れ添った老夫婦でも奥さんが先に死ぬと、旦那は3年以内に死ぬ例が多いのですが、旦那が先に死ぬと、ストレスがなくなった奥さんは予定よりも長く生きられるというわけです。

「ウンコの大きさ」で、こんなこともわかる

この章の終わりにあたって、「腸を可愛がれば脳がよくなる」具体的事例を紹介しましょう。

私は世界各地のウンコを集めることを長年やっていて、大学の医学部で顰蹙《ひんしゅく》を買っていました。これまでウンコ集めのために訪れた国は、発展途上国を中心に70カ国近くになります。

集めたウンコの数はゆうに10万個を超えたと思います。

この旅で、世界の人々は実にさまざまな寄生虫に感染していることがわかりました。それに加え、**ウンコの大きさが国によって大きく異なる**ということもわかったのです。

ニューギニアの人々のウンコがやけに大きかったことを覚えています。一日700gもありました。

中南米の人たちのウンコも大きく、特にメキシコ人の出したウンコは巨大でした。

調べてみると、メキシコ人は世界で食物繊維を最も多く摂っていることがわかりました。食物繊維は腸内細菌の餌ですから、食物繊維を多く含む食品をとると、腸内細菌が増えて、ウンコが大きくなるというわけです。

さらに**ウンコの大きさと自殺率が反比例している**ことがわかったのです。

メキシコ人の自殺率が低く、ウンコが小さい日本人の自殺率が高い。世界の国々の自殺率を比較すると、ウンコの大きい国は自殺が少なく、小さい国々がおしなべて自殺大国になっていました。つまり、**食物繊維を多くとる国は自殺率が低く、食物繊維の摂取が少ないと自殺率も高くなる**のです。

なぜなのでしょうか。

2章ですでにその理由を明らかにしています。幸せ物質であるドーパミンやセロトニンの前駆体を腸内細菌が脳に送っているからです。

腸内細菌が多いと幸せ物質が脳に十分送られます。少ないとセロトニンなどの神経伝達物質が脳に少なくなって、うつ病などになり自殺が増えるということです。

腸内細菌は幸せ物質の前駆体を脳に送っているばかりではありません。消化を助け、ビタミンBやCなどを合成し、免疫力の70%を作っているのです。

「腸を可愛がれば、脳がよくなる」のです。腸を可愛がれば、消化が進み、ビタミンが増え、免疫力も高まります。

私も70歳を超えてもいきいきと生きています。

腸を可愛がれば、身体全体の調子がよくなり、いつまでも元気で、「疲れない」「ボケない」「老いない」生活を続けられるというわけです。

4章

食べ物は脳をだます、腸はだまされない

大食いによって癒される脳、壊される腸

2年前より糖質制限食を実施している私は最近、メインの肉料理のほかに、サラダとスープが食べ放題のファミリーレストランがお気に入りです。

先日、例によってそこで食べていると、すごい人を見ました。**チビ、ハゲ、デブの三拍子が揃った男性**でした。

店員さんにメインのオーダーを終えるなり立ち上がると、続けざまに大盛りのサラダを3皿自分のテーブルに置きました。1皿目はトマトだけ山盛りに盛ってあり、2皿目は大盛りのポテトサラダのみ、3皿目はほうれん草の大盛りでした。

さて、食べるかなと思ったら、すっくと立ち上がり、今度はスープを取りに行きました。そのレストランは普段から3種類のスープが置いてあり、彼はすべての種類のスープを表面張力ばりに盛り、自分のテーブルに並べて満足げに眺めていました。

そこへちょうどよく、オーダーしたメインの巨大ステーキが運ばれてきて、彼はま

ずステーキを大口を開けて食べ、次に右から順番にサラダとスープをきれいにたいらげたのでした。

私は自分が食べるのを忘れて、じっと彼を観察していました。食べ終わったらさぞ苦しいだろうなと思いましたが、彼の額は汗だらけではあったけれども幸福感に満ちており、とても満足そうでした。

そこで私は自分の過去を思い出しました。**彼と同じ食べ方をしていたことに気がついた**からです。

私はある会社の要請で、中国で働いている日本人の健康管理の仕事を15年前からしていました。最初は100人前後の健診を兼ねた健康相談を受けており、小ぢんまりした健診だったので、仕事のあとは仲間と観光などをして楽しく過ごしていました。

しかし、15年もすると受診者の数が5000名近くになり、携わる医師や看護師など従業員の数もそれにならい増え、彼らとのコミュニケーションも十分ではなくなってきました。さらに、受診者からの要望も年々複雑化し、その対応に追われるようになり、イライラすることが増えました。

当然ストレスがかかり、人の健康管理をしているにもかかわらず、自分の血糖値や中性脂肪の値は上昇し続け、夜はよく眠れなくなりました。

そんな中、**楽しみといえば、仕事が終わったあとの食事だけ**でした。

今考えると、質の悪いものを恐ろしいほどの量、毎晩仕事が終わったあとに食べていました。中国の食材は再生油や残留農薬の問題があるから危険とはわかっていましたが、自分の食欲は止められませんでした。

中国ではご存知のように大勢で円卓を囲み、一つの大皿から自分で食べる分を取るのですが、私は先に人に取られると困ると思い、皿を10枚も用意して、片っ端からおかずをとって自分の前にキープしておきました。チャーハンや小籠包も大好きで、何度も何度もおかわりしました。

食後は当然、デザートとして甘い杏仁豆腐やゴマ団子……満腹を通り越すくらい食べていました。それに加えて眠れない夜は、ポテトチップスを取り出し、ビールと一緒に貪るように食べました。

そのときの**私の風貌は、赤ら顔で髪の毛は薄く、お腹は飛び出て、間違ってもスタイルがいいとはいえないもの**でした。

身体は疲れやすく風邪も引きやすくなり、帰国して血糖値を測ったら、空腹時血糖が500mg／dlにもなっていて驚きました。

このときの自分の姿を思い出し、ファミリーレストランにいる太った彼の姿と重なったのです。**満腹まで食べることで頭は満足**し、ストレスがとれたような気になりました。

しかしそれは、一時的なものであり、あとになるとかえってイライラが増えたような気がしました。

反対に、胃と腸は泣いたり怒ったりしているようで、胃酸は逆流し、口臭が気になるので胃薬は欠かせないし、お腹が張ってガスが出っぱなしで困りました。まるで腸は「食べすぎると困るのでやめてくれ」と訴えているようでした。

今から考えると、「脳はバカ、腸はかしこい」ことをつくづく実感します。

ファミリーレストランで出会った彼も多分、仕事が忙しく、家に帰ってもひとりで寂しいのでしょう。たまに来たファミリーレストランでも、彼女も同僚も同席せず、ひたすら食べることでストレスを解消しているように見えたのです。

そのことで彼の脳は満足したかもしれません。しかし、腸は反逆して、彼を糖尿病や高脂血症に導くに違いないでしょう。

糖質を食べすぎると、食欲を抑えられなくなる

オーストラリアにある、モナッシュ大学の神経内分泌学者ゼーン・アンドリュース博士は、人間の脳の中にある**食欲をコントロールする細胞は年齢とともに劣化する**傾向にあり、それが歳とともに肥満になる原因だと語っています。

アンドリュース博士は、食べたあとにフリーラジカル（遊離基）によって食欲を抑える細胞が攻撃されることを発見しました。**この減退作用は炭水化物と砂糖の豊富な食事ではより顕著だった**ということです。

つまり、炭水化物と砂糖をより多く摂取することによって、食欲をコントロールする細胞が傷ついて、より多く食べることになるというのです。そして、食欲を抑える細胞が攻撃されて傷つくことによって、食事を必要とする欲求と、やめろという脳への命令がアンバランスになります。

アンドリュース博士は25歳から50歳までの大部分がこのリスクを持ち、過度に食べ

ないよう命令するニューロンが極めて少なくなっている、と語っています。

胃が空になると、それがトリガーとなって「グレリン」というホルモンが空腹であると脳に伝え、満腹の場合には、ＰＯＭＣ（プロオピオメラノコルチコトロピン）を生産し、満腹であると脳に伝えます。

しかし、身体に出現したフリーラジカルはＰＯＭＣニューロンを攻撃するため、このプロセスによってニューロンが必要以上に退化し、満腹感が得づらくなる、というのです。

ここ20〜30年間の私たちの食生活を見ていると、より安く簡単に手に入り、脳が早く満足するような炭水化物や砂糖が豊富に入った食事ばかりをしているように思います。

アンドリュース博士は、食欲を抑える細胞の減少が成人の肥満の条件の一つであり、近代社会においてますます普及するようになった炭水化物や砂糖の豊富な食事が、私たちの身体に多大な負荷を与えるようになった、と述べています。

脳がいくら欲しがっても、**25歳を過ぎたら炭水化物や砂糖を摂りすぎてはいけない**のです。私は当時60歳だったので、炭水化物の大食いはしてはならないし、それが命取りになるのは当たり前のことだったのです。

そのとき私は、空腹時血糖値が500㎎／dlであるのを周囲に隠し、なんとか自分で治療しようと、インシュリンを手に入れるため、自らが勤める大学病院の内科へ行きました。そこで運悪く、沼野藤夫病院長に出会ってしまいました。

「藤田くん、寄生虫学者が糖尿病を治療してはまずいよ。糖尿病の専門医にちゃんと診てもらわないといけないよ」と言われてしまったので、しぶしぶ私の教え子であった糖尿病専門医に主治医になってもらいました。

私は彼から、日本糖尿病学会推薦の『高糖質カロリー制限食』の、エネルギーの約4割を糖質から摂取するという徹底的な食事療法の指導を受けました。しかしこの食事療法では私の高血糖はなかなか改善されず、最後にインシュリン療法を行なって、ようやく血糖値が正常になりました。

ところが10年後に再び血糖値が急上昇し、空腹時450㎎／dlとなってしまいました。急激な体重減少が始まり、腹囲や臀部の脂肪組織、そして筋肉も失われた気がして、体重も一気に10kg減ってしまいました。

食生活を振り返ってみると、一度糖尿病を経験してから、**カロリー制限ばかり考えた食事をしていた**ことに気がつきました。相変わらずチャーハン、ラーメン、ギョウザを大量に食べていて、そして疲れたときにはアイスクリームやジュースなどの甘いものを摂取していました。

私は知的労働者の端くれを自認していたので、「脳には十分な栄養を補給しなければならない。脳の栄養はブドウ糖だけだ」と考えていて、糖質はきちんと摂り、全体でエネルギーを抑えておきさえすればよいと考えて、ステーキなど高カロリーの食品を食べるのは極力避けていました。

しかし、体重が一度に10kg以上も減少して体調が非常に悪くなり、こんな食事を続けていたら本当に命取りになるのではないかと思いました。

考えてみれば、10年前と今の高血糖はいずれも体力が落ちる夏場に起こっており、おそらく私の糖尿病は、**糖質の食べすぎと疲れによって、膵臓のβ細胞が疲弊したことに起因する**ものだと気がつきました。

この糖尿病を治すには今までのようなカロリー制限ではなく、糖質を摂らないようにしないと解決できないと思い、糖質制限を行なってみることにしました。実はこれは早くから江部康二先生（高雄病院理事長）が提唱している、糖尿病に対する食事療法だったのです。

私は「糖質制限食で、体調も気分も爽快になった」

私の空腹時血糖値が500mg／dl前後になった二回とも、急激な体重減少が起こりました。これは私の膵臓のβ細胞が疲弊した結果であろうと直感で感じました。なぜなら膵臓のβ細胞が疲れてしまうと、インスリンが分泌されなくなります。

インスリンの働きはブドウ糖を細胞内に取り込み、エネルギー源にすることなので、インスリンが分泌されなければ、当然のことながら細胞内のブドウ糖が不足し、飢餓と同じような代謝状態となります。つまりエネルギー源として脂肪酸を優先的に使用するようになるのです。その結果、脂肪組織が減って体重が減少したのだと思います。

もしそうだとすれば、β細胞の力を戻すには、糖質を摂らないことがいちばんだと私は考え、**糖質をなるべく摂らない食事療法**を始めました。ちょうどそのとき、江部康二先生の「糖質制限療法」を知ったのです。

この食事療法は極めて簡単で、カロリー総数はあまり気にせずに「糖質を抜けばよい」というものでした。

しかし、この食事療法を実施したところ、そう簡単にはいきませんでした。特に最初がたいへんでした。

白米が大好きで、ラーメン、ギョウザ、チャーハンなど、私の好きな食事はほとんど炭水化物だったのです。それに甘いものに目がなくて、ケーキやアイスクリーム、ジュースなどのデザートを疲れたときに必ず摂っていました。

今回、それらの摂取をいっぺんに止めたのですから、私の脳は執拗にそれらを食べるように命じたようでした。夢の中には何度もケーキやアイスクリームが出てくるし、甘いものを口にしている人を見ると、しばらくボーッと見つめる日が続き、気がついてみると、唾液が口の中いっぱいになっていることもしばしばありました。

糖質制限に協力してくれる人と一緒に食事に行ったときなど、相手は私のことを気遣い、極力炭水化物の少ないものをオーダーしてくれるのですが、机の上に並ぶ料理の少なさに、大人げなく本気で怒ったこともありました。

また職業柄、酒席に呼ばれることも多いので、このことを理解してもらうのはたいへんでした。最初からお酒を飲まないこと、炭水化物を摂らないことを告げ、周りの協力を得ながらも、私は自分の脳の誘惑に負けないよう、最大限に努力しました。

こうして脳の命令に逆らって糖質制限食を続けていると、腸はとても喜んでいるようでした。胸やけも口臭もなくなり、胃の痛みも次第になくなってきました。便秘や下痢もしなくなり、**毎日規則正しい便通が始まった**のです。

左ページのグラフをご覧ください。

10年前に行なった「高糖質カロリー制限食」ではなかなか改善できなかった高血糖が、インシュリン注射などは行なわずに、**糖質制限療法によってわずか2週間で空腹時血糖90㎎／dlまで低下**しました。

さらに血糖値の2カ月間の平均を表すヘモグロビンA1cの値が、糖質制限食を始めて**2カ月後に10・9から7・6に、4カ月後には6・2まで急激に低下**しました。

それだけではなく、糖質制限で血糖値が改善した上に、中性脂肪も速やかに減り、善玉コレステロールといわれるHDLが増えてきたのです。

そして最初のうちはあんなに食べたかった白米やラーメンも、半年後にはもう食べられなくなってきました。

あるとき、ゴルフに行くために早朝に家を出発し、高速道路のサービスエリアで朝糖質制限食で血糖値・中性脂肪値が急激に改善した!

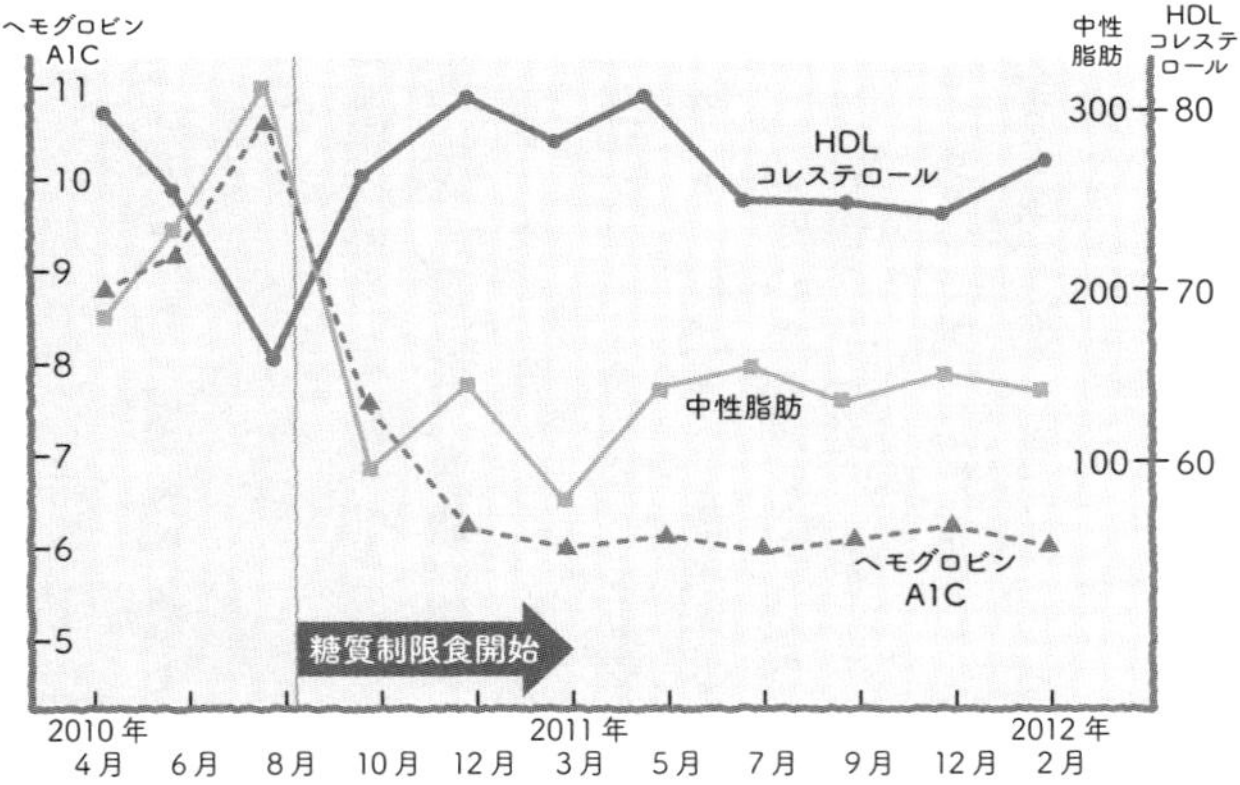

食を摂ることにしました。しかしそこでは、糖質制限に見合うメニューは見つからず、やむなく以前私が大好きだったハムサンドを食べることにしました。いつか機会があったらぜひ食べてみたいと、夢にまで見たハムサンドだったのですが、食べた途端、パンが喉につまり、かさかさして喉を通りませんでした。身体が糖質を受けつけなくなってきたのです。

そして何よりも嬉しかったのは、一年間も糖質制限を続けていると、**うつ気分になることも、逆に感情が爆発することも少なくなってきました。**

「脳は気分屋で日和見である」ことを私は実感したのです。

砂糖を摂りすぎると、キレやすくなる

糖質制限が心身ともに有効に働くのは、何も糖尿病患者だけとは限りません。このことは糖尿病患者以外の普通の健康な人々にも当てはまるのです。

数年前、私は『50歳からは炭水化物をやめなさい』という本を出版しました。50歳以上になって糖質を食べすぎると身体の中に活性酸素が増えます。その結果、糖尿病をはじめとし、脳梗塞・心筋梗塞ばかりでなく、アルツハイマーや認知症など脳の病気にもなりやすいということを述べた本です。

私たちの身体が「解糖《かいとう》エンジン」と「ミトコンドリアエンジン」の2種類のハイブリッドエンジンで動いていることをのちに詳しく解説しますが、50歳過ぎても糖質を摂りすぎると「ミトコンドリアエンジン」がうまく作動しなくなって、活性酸素を体内へ多量に産出するようになるからです。

このようにして、多量に体内で発生した活性酸素が脳に作用すると、脳梗塞やアル

ツハイマー病を発症させます。

皆さんは「フレンチパラドックス」という言葉をご存知ですか。「フランス人はドイツ人やイギリス人と同じような食生活をしているのに、脳梗塞や心筋梗塞になりにくい」というものです。

フランス人は毎日、赤ワインを飲んでいるからで、赤ワインに含まれるブドウの赤い色素・ポリフェノールが活性酸素を消し、脳梗塞などの病気の発生を抑えていたのです。またフランス料理は日本食より活性酸素を生む糖質が少ないのです。

アルツハイマー病になったネズミの脳を調べてみると、脳の海馬に多量の活性酸素が付着しているのが認められました。そのネズミに活性酸素を消す水素水を飲ませると、アルツハイマー病が治ったという実験結果が最近、発表されました。

糖質を食べすぎると、活性酸素が多く発生して脳の機能も悪くなるのです。現に、私の知人で糖質制限を行なった人の多くが、気分がよくなり、うつ気分もなくなったと言っています。すぐキレる若者を調べてみると、砂糖などの糖質を多く摂っている人が多いという事実もあります。

糖尿病になって血糖値が高い状態が続くとミトコンドリアエンジンがますます不調

となり、身体のあらゆる組織に「糖化」(後述)が起こるだけでなく、活性酸素が脳組織を傷害し、「うつ状態」にするというわけです。

文献を調べると、糖尿病になるとうつ状態になる頻度が高まるという報告が多く見られます。ある調査によると、糖尿病患者の30%がうつ状態になり、13%が不安障害になり、11%がうつ病と診断され、5・7%が抗うつ剤を服用しているということです。

炭水化物が主成分である食品は安価で、結構おいしく、街にあふれており、私たちはつい手を出してしまいます。特に疲れたときなどは、脳は「甘いものを食べなさい」と指令を出します。腸は「それはイケないことだ」と知っていながら、脳の指令にしぶしぶ応じ、その結果、脳自体が損傷されるということなのです。

「日本人はイワシの群れ」――医学常識にだまされない

糖質制限食はアルツハイマーやうつ病の予防に有効なばかりでなく、脳も腸も元気にすることがわかってきました。

しかし、日本の医学会では、糖尿病学会でさえもまともに取り上げようとはしていません。それは、「日本人が群れて行動する民族」であり、それが医学の世界ではさらに強調されるからでしょう。

研究者の世界では、研究費の配分はすべて各々の専門の学会のボスに握られています。ボスの言うとおりにしないと研究費がもらえない仕組みになっているのです。

私の親しい友人に東京農大の小泉武夫名誉教授がいます。小泉教授は「**日本人はイワシの群れ**」と言っています。また、アーサー・ボストンは『日本人は鰯《イワシ》の群れ』という本の中で、外国人から見た日本人論を展開しています。

つまり、イワシは一匹がこっちを向くとみんなワーッと同じ方向に向き、また一匹が向きを変えると皆その方向に向かうということです。

その群れた医学者の行動にしたがって厚生労働省が医療に関する規制を作ります。その行動が間違っていたとしても、よく吟味などせず決めてしまうのです。

かつて花王が「エコナ」という食用油を製造したことがありました。多くの日本の学者たちの賛同を得て、厚生労働省は1999年、この「エコナ」を食用油として日本ではじめて「特定保健用食品」として認め、それ以降「エコナ」は日本国内で爆発的な売れ行きを示したのです。

ところが外国の学者たちから「エコナ」の安全性を指摘されると、日本の研究者はいっせいに向きを変えたのです。「エコナは人体にとってよい油である。安全性はまったく問題ない」と言っていた学者でさえもエコナの安全性に異議を唱えるようになったのです。その結果、２００９年になって、エコナの特定保健用食品が失効されました。

私が20年前に発表した「寄生虫や細菌などを一方的に追放したキレイ社会が日本人の免疫力を低下させ、アトピーや花粉症などのアレルギー病を増加させた」という環境衛生説は日本の医学会ではまったく顧みられることなく、無視されてきました。

しかし、最近になって欧米の学者たちからアレルギー発症の「衛生仮説」が発表されるやいなや、日本の学者たちはいっせいにその説に賛同したのです。

日本人は「群れなければ損する」と脳で思ったまま行動してしまうのです。腹の中でそれが「間違っている」とうすうす感じたとしても、大きな流れに抗することをしません。

脳で理屈をつけて物事を判断しない

ところで、私はサナダムシを5代にわたって15年間お腹の中に飼っていました。サナダムシは人と共生してアレルギー反応などを抑えていることを証明するためでした。日本人は医師を含めて大部分の人が「サナダムシは人間の腸を食い破る」と信じていましたが、そうではないことを知ってもらおうという意図もあったからです。

実際、サナダムシをお腹に飼ってみると、腸を食い破ったりもしないし、人と共生して本当に**アレルギーやガンにならないように免疫力を高めている**ことがわかってきました。

その経験を通して、私は日本人の脳が最近、少しバカになってきているのではないかと危惧するようになりました。姿かたちだけを見て物事を判断し、少し知識があるとそれに肉付けしてその判断を正当化します。そして数人の学者が口を揃えて言ったことを、日本人全体はすぐに信じてしまいます。サナダムシを15年間自分の腹に飼った、私のたった一人の経験など、まったく信用されません。

糖質制限食事療法でもその傾向があるようです。江部先生や私たちが糖質制限療法の利点を説明し、身体を張った結果があったとしても、権威があるという数人の学者が理屈をつけてすぐ反論してきます。そしてそれが学会全体の考えに及ぶから不思議です。

「週刊新潮」に「糖質制限で少し臭いバカになる」という記事が出たことがあります。この記事のしょっぱなに「お米やパンなどはボリュームの割りに安価で、これらの食材を食べなくなると、所得の低い人には食べるものがなくなる。料理が面倒でないという点からも、炭水化物が不可欠である」という、わけのわからない反論の記載がありました。

この糖質制限食を実施すると、身体は糖質の代わりに「ケトン体」という物質をエネルギーに使うのですが、この記事では糖尿病の専門家数人が、このケトン体についてコメントしていました。

「糖質は一日に最低140g程度摂取しないといけない。ケトン体では糖質の代わりとなるエネルギー源にはならない」

「ケトン体が大量に作られる状態が続くと、血液のｐｈバランスが酸性に傾いてしまい、倦怠感のみならず、代謝失調を起こして血糖が急上昇といった症状も出てくる」

「余分なケトン体は呼気や尿となって排出され、口臭が出てくる」

要するに、糖質制限食では頭は冴えず、それでいて臭い息を吐き散らすと言いたいようでした。しかし、私を含めた数十名の糖質制限食を実際に体験した全員は、以前よりはるかに**頭が冴えたばかりでなく、余分な体重が減って、胃からの嫌な匂いもなくなっ**たのです。

脳の中で簡単に理屈をつけて物事を判断するのは間違いであることを、腸はきちんと教えてくれています。この記事を読んだ江部康二先生はご自身のブログで次のようにコメントしていました。

「一言で言うと、コメントをした先生方は、すべて勉強不足です。糖質制限食は『変わった食事』というイメージを持たれがちですが、じつは人間本来の自然の食事です。人類が誕生したのが約７００万年前で、農耕が始まるまでは狩猟・採取を生業とし、すべての人類が糖質制限食を実践していました。農耕開始後1万年間だけが、主食が穀物（糖質）へと変化しました。すなわち穀類を主食にしたのは、人類の中でわずか

700分の1の期間にすぎないのです。

糖質制限食は人類本来の食事であり、人類の健康食なので、内分泌・代謝・血流がすべて改善し、糖尿病や肥満、メタボに限らず、様々な生活習慣病が改善するのです」

私も江部先生の指摘は重要な意味があると思っています。身体の反応の一部だけを取り上げて解説し、それがあたかも人間の全体像であるかのように主張することで科学的なエビデンスとする傾向にあります。

しかし、それがたびたび人間の全体像を歪んだものにしていると思うのです。私たちは人間を生物界の一員と捉え、その誕生から今日までの状況を全体的に観察する必要があるでしょう。

50歳からは「糖を摂りすぎてはいけない」

私たち人間は、エネルギーを得るために2種類のエンジンを持っています。**「解糖エンジン」**と**「ミトコンドリアエンジン」**のハイブリッドエンジンです。

私たち生物が誕生したのは、酸素のない地球でした。そのときの生物が使ったエネルギーは、酸素を必要としない、糖を原料とした「解糖」という化学反応を用いたものでした。つまり解糖エンジンでエネルギーを作り出していたのです。

そのうち地球上に酸素が増加し、酸素を利用しないと進化ができなくなりました。そこで私たちの祖先の細胞が、好気的な細菌「アルファ・プロテオ細菌」を自分の細胞の中に取り込んで「ミトコンドリア」にしました。その結果、動物細胞ができあがったのです。

このアルファ・プロテオ細菌は大気中の酸素を利用して、取り込んだ栄養素を莫大なエネルギーに変える特性を持っていました。ミトコンドリアエンジンは、酸素を使って大きなエネルギーを生む「酸化的リン酸化」という反応を用いたものなのです。

私たちの細胞のＤＮＡは一つの細胞にたった一つしか存在しないのですが、細胞内のミトコンドリアＤＮＡは、一個のミトコンドリアに数百以上存在しています。このことは、私たちの細胞とミトコンドリアの細胞とが本来は「別のもの」という証拠です。

このように、真核細胞内に好気的な細菌を取り込んだ私たちは、「解糖エンジン」

と「ミトコンドリアエンジン」の2種類のエネルギー系を持った生物となりました。

解糖エンジンの特徴は、急なエネルギー需要が生じたときに血中のブドウ糖を利用して、瞬時にATPというエネルギーを作り出せることです。分裂を繰り返す皮膚や筋肉は、解糖系のエネルギーで生きています。このエンジンでは瞬発力が得られます。**若い人たちはもっぱらこの解糖系のエネルギーを使っている**ので、糖質の多い炭水化物を食べる必要があります。

しかし、持久力を求められる**中高年以降では、解糖エンジンがあまり必要でなくなってきます**。解糖エンジンで産生させるエネルギーは、量が少なく持久力としては使えないからです。

歳をとってくると、エネルギー系は解糖系からミトコンドリア系へと移行します。したがって、歳をとると糖を摂り過ぎるのは困ります。**糖を摂り過ぎるとミトコンドリアエンジンの働きが弱くなる**からです。

ミトコンドリアは、私たちが日々食べる食物から得る栄養素と酸素を原料として、効率よくエネルギーを生み出しています。細胞内のミトコンドリアの数は、その細胞がどれだけエネルギー代謝を行なうかによって違ってくるのです。たとえば脳や筋

「解糖系」と「ミトコンドリア系」の違い

	解糖系	ミトコンドリア系
場所	細胞質	ミトコンドリア
酵素	使わない	使う
グルコース	たくさん使う	少し使う
体温	32〜36℃で活発に働く	37℃近辺で活発に働く
紫外線・放射線	必要としない	必要とする
ATP生成	速い（×100）	遅い（×1）
供給される細胞	白筋細胞　精子 皮膚細胞　粘膜上皮細胞 骨髄細胞	赤筋細胞　卵子 脳神経細胞　心筋細胞 肝細胞

（出典：『免疫進化論』安保徹著、河出文庫）

肉・肝臓・腎臓といったエネルギー要求度の高い臓器の細胞には、数百から数千ものミトコンドリアが含まれています。

逆に赤血球やバリア機能しか働かない皮膚の細胞には、ミトコンドリアがほとんど見られません。

女性の卵子には、一個当たり10万個前後のミトコンドリアが含まれていますが、男性の精子に含まれているミトコンドリアの数は、細胞一個当たり50ないし100個と極めて少ないのです。

卵子は分裂して胎児となるので、膨大なエネルギーが必要となりますが、精子は卵子に到達できればよく、片道切符だけ持っていればいいからです。

また解糖エンジンは、体温が低ければよく働きます。精子は解糖エンジンで作られているので、「金冷法」といって金玉を冷やすほうが子作りに良いといわれる所以です。

ガンは体温を上げれば予防できると新潟大学の安保徹先生が主張しましたが、このことも一理あると思います。ガンもはじめのうちは解糖エンジンで増殖しているので、身体を冷やすとガン細胞はより増殖します。だから体温が上がればガンが予防できるというわけなのでしょう。

したがってエネルギー系の主体がミトコンドリアエンジンである中高年以上は、糖質をなるべく食べないようにして、身体を温める必要があると考えられます。

脳は糖を欲しがり、腸は糖の摂りすぎを嫌がる

脳や筋肉、肝臓、腎臓といったエネルギー要求度が高い臓器は、主としてミトコンドリアエンジンで、赤血球や皮膚の細胞は主として解糖エンジンでエネルギーを得ているということをすでに述べました。

しかし、私たちはこの2種類のエンジンの連携によってエネルギーを得ているのであって、**片方のエンジンだけでは生きられない**ことを知っておかなければいけません。

解糖エンジンではブドウ糖1分子を原料として、酸素を必要とせずにＡＴＰ2分子とピルビン酸2分子が作られます。ここで作られたピルビン酸がミトコンドリア内部に運ばれ、ＴＣＡサイクル・電子伝達系・酸化的リン酸化という反応を経て多量のＡＴＰが産生されます。

これがミトコンドリアエンジンが作る大きなエネルギーになります。つまり、解糖エンジンが活動しないと、ミトコンドリアエンジンも発動しないのです。

脳は確かに普段はミトコンドリアエンジンに頼っていますが、脳がエネルギーとして糖を必要とするのは、とっさの判断やストレス時の反応などのような瞬発的な活動で解糖エンジンを使うからです。

したがって、現代社会でストレスフルな状況にあると、脳は絶えず糖を要求することになります。身体が疲れたときも糖を要求します。しかし、前にも述べたように糖を摂り過ぎると、脳細胞自体を傷害するのです。そのことを腸はよく知っています。

腸は絶えず食物を消化し、外敵から守る免疫細胞を育てています。常に持続的なエネルギーを使って、消化や免疫機能の活性化を保持しようと努めているのです。つまり、ミトコンドリアエンジンが常にスムースに動くことが必要です。

小腸は積極的に糖を吸収しますが、それを自分でエネルギーとして使うわけではありません。エネルギー源として使っているのは糖ではなく、小腸粘膜に吸収されたグルタミン酸です。

グルタミン酸はほとんど小腸粘膜で代謝され、血中に入って腸以外の組織で利用されることはありません。ミトコンドリアエンジンは糖が多すぎるとスムースに働かないのです。腸が糖の摂りすぎを嫌うのは、それが原因なのだろうと思います。

私も強いストレスを受けたときや、身体が非常に疲れたときには、無性にチョコレートや甘いお菓子が食べたくなります。このように、ストレスが募ったり疲れたときには、脳はエネルギーとして糖を欲するようになっているのです。

脳は体重の3％に満たない器官ですが、**エネルギー源としてブドウ糖を体重全体の約20％も消費する**といいます。糖はすぐ消化吸収されて血糖値が上がるように、エネルギーの供給スピードが速く、激しい運動時には大切なエネルギーとなります。

しかし糖質の多い食品を頻繁に摂り続けると、血糖の上昇後、急激に血糖値を下げてしまう低血糖症となることもあります。

岩手大学の大沢博名誉教授は、近年多く見られる青少年の凶悪犯罪は、**糖依存の食生活から来る低血糖が原因**であると述べています。

糖依存に陥っている子どもたちや若者は、低血糖になるとすぐにジュースや甘いお菓子を摂って血糖値を上げています。そうすれば脳を一時的に安定した状況に保つことができるのですが、たまたま低血糖になったときに都合よく糖の補給ができないと、自律神経のバランスが乱れて、最悪の場合は凶悪犯罪を犯してしまうと著者は主張します。

以上のことから、脳のためには糖だけではダメで、バランスのよい栄養素が必要なのです。

日本臨床栄養学会による最近の研究発表では、「朝食で脳を働かせるためには、糖質だけでは不十分であり、タンパク質や脂質などのバランスのよい栄養素が必要である」と言っています。

東北大学の川島隆太教授をはじめとする脳科学者はこれまで、「脳内にはエネルギーを保存する場所がないため、脳を働かせるためには常にブドウ糖（糖質）が必要である」と主張していましたが、糖質以外の栄養素摂取のことはあまり語っていませんでした。

しかし、この日本臨床栄養学会の研究報告を機に、脳活動と栄養の研究に乗り出しました。川島教授は大塚製薬との共同研究により、健常成人6人を対象に、朝食と脳活動の関係について研究を開始しました。

この研究では「水のみ」「糖水のみ」「タンパク質や脂質、各種ビタミン・ミネラルを含有した栄養調整流動食品摂取」の3つのケースについて調べました。その結果、「水」「糖水」のみの摂取と比べ、栄養調整食品を摂取した場合は、摂取後3時間で能動的な注意や意欲に関わる前頭前野内側面の活動が活発になっていることが確認されたのです。

「つまり、朝に飴玉やチョコレートをかじるだけではダメ。おにぎりやジャムパンだけを食べるのもダメ。脳の働きで大切なのは、**バランスよく他の栄養素を摂取することが必要**なのです」と川島教授は述べています。

それにしても、脳はなぜこんなに糖を多量に必要としているのでしょうか。

まず第一には、脳には糖の備蓄能力がとても少ないので、血中の糖を頼りにしていることが考えられます。

次に、糖の取り込み装置の問題があります。脳は通常ブドウ糖を、筋肉は脂肪をエネルギー源にしています。

しかし脳には血液脳関門があるので、ブドウ糖は通しますが脂肪酸は通しません。したがって、糖を効率的にエネルギーにするため、細胞内に特殊な糖の取り込み装置が存在しているのです。これを糖輸送体（GLUT…グルコーストランスポーター）といいます。

骨格筋や心筋はGLUT4というトランスポーターを使います。これは通常は細胞内に隠れていますが、運動時や糖質を摂取して血糖値が上昇しインシュリンが追加分泌されたとき、この装置が働いて糖を細胞表面に運びエネルギーに代えます。

運動していないときや血糖値が上昇していないときは、GLUT4は細胞内に隠れているので、筋肉は糖を超微量しか取り込むことができません。すなわち主要エネルギーは脂肪となるのです。

一方、脳はGLUT1というトランスポーターを使います。これは脳細胞表面に常に存在していて、いつでも糖を取り込むことができます。脳がとっさな判断を求めたり、ストレスや素早い反射のときに、糖をエネルギーとしていつでも使うことができるのです。

ブドウ糖は血糖値を100mg／dlとすると必要量の約10倍、酸素はヘモグロビン濃度を15g／dlとすると必要量の約2～2・5倍が供給されており、わずかな血流の低下があったとしても直ちに供給不足になることはありません。

ちょっとした脳への血流低下で、糖や酸素のエネルギー不足となって意識を失っていては命取りです。そのために、脳は考えられる以上の糖と酸素の予備供給能力を持ちあわせているのです。

なぜ「腸は野菜を好み、ガン細胞は糖を好む」のか

腸が頼りにしているのはミトコンドリアエンジンですが、このエンジンには最大の弱点があります。

それはあとで詳しく述べるように、エネルギーを作り出すときに発生する電子のリ

ーク（漏電）と呼ばれる現象が起こることです。これによって「**フリーラジカル**」という活性酸素が生じます。

この活性酸素は細胞内部のあらゆる物質と見境なく反応してしまい、生命にとって深刻なダメージを与えるのです。特に**腸では消化機能や免疫機能の低下**が起こります。

腸が野菜や果物を必要としているのは、これらの食品の中に含まれているフィトケミカルという抗酸化物質を使うことにより、電子のリーク時に出るフリーラジカルを消すためだと考えられます。

腸は糖をエネルギー源にしていないことは先に述べました。小腸はグルタミン酸を、大腸は短鎖脂肪酸を主なエネルギー源としています。大腸には多種類の腸内細菌がおり、**食物繊維などの発酵により生成された短鎖脂肪酸を利用**しています。

牛や馬などの草食動物のエネルギーはほとんどこの短鎖脂肪酸が使われています。ヒトでも低カロリーで食物繊維の豊富な食生活であれば、同じように短鎖脂肪酸がエネルギー源として使われます。腸が短鎖脂肪酸のもとである野菜や食物繊維を必要とするのはこれが理由です。

ところで、ガン細胞は解糖エンジンでエネルギーを得ています。安保教授は、ガン細胞は先祖返りした細胞で、エネルギー系をミトコンドリアエンジンに変えればガン細胞は増殖できなくなると語っています。ミトコンドリア系のエネルギーをうまく引き出すには、細胞の内部環境を温め、酸素を十分供給することです。

ガンにならないようにするには、**適度な運動をし、温泉などで身体を温め、深呼吸をし、食べすぎないこと**だと安保教授は語っています。

考えてみると、私たちの祖先の細胞は、無酸素と低温の環境で生きてきました。そんな苛酷な環境にあっても、祖先の細胞はさかんに血管を伸ばして栄養を摂っています。なるほど、ガン細胞とそっくりです。

それでは、なぜガン細胞は解糖エンジンに頼っているのでしょうか。

先ほどミトコンドリアエンジンから電子のリークが起こり、フリーラジカルが出てくると述べました。フリーラジカルはあらゆる細胞を傷害し、いろいろな病気の原因として悪い影響が主として議論されていますが、身体に必要なこともしています。それは**アポトーシス**（**細胞死**）を誘導していることです。

私たちの身体は常に新陳代謝を繰り返し、劣化して不要になった細胞をアポトーシスによって排除しています。このように劣化した細胞を排除しそのあとに新しい細胞に置き換えることによって、私たちは常に一定の機能、つまり恒常性を維持していま す。私たちの身体の細胞は、およそ一日あたり数千万から1兆個の細胞がアポトーシスによって消滅して、新しい細胞に生まれ変わっています。

もし、このアポトーシスの機構がうまくいかないと、劣化し変調をきたした細胞が生き続けて増殖し、結果的にガンの発生につながります。

ガン細胞にとっては、フリーラジカルによるアポトーシスで自滅すると困ります。だからガン細胞のエネルギー産生は、フリーラジカルを生じない解糖エンジンに頼っているのです。発生した**ガン細胞がたくさん増殖するためには、低温で酸素の少ない環境のもとで糖が必要になる**というのはそのためです。

老化がジワジワ進む「スローミイラ現象」を防ぐ法

近年、老化や寿命に関係ある栄養素として、糖と脂質が重要視されてきました。

糖や脂質は活性酸素の影響を受けてカルボニル化合物になり、タンパク質を修飾して「ＡＧＥｓ（糖化最終産物）」を生成し、脂質が修飾を受けて「ＡＬＥｓ（脂質過酸化最終産物）」を生成し、これらが細胞や組織を傷害して老化やさまざまな病気の発症や進展につながっていくと考えられるようになったからです。

このようなＡＧＥｓができる反応を、「**タンパク質の糖化（グリケーション）**」と呼んでいます。

生物が呼吸して取り入れている酸素の95％以上は、生体中のミトコンドリア内の電子伝達系で水に分解されます。

しかしその3～5％が中間体として残り、いろいろな活性酸素が生成されます。その活性酸素にはスーパーオキシド（O_2^-）、過酸化水素（H_2O_2）、ヒドロキシラジカル（・OH）、一重項酸素（$^1O_2$）、脂質ペルオキシドラジカル、次亜塩素酸（ＨＯＣｌ）などがあります。

これらの活性酸素は他の物質と反応して安定しようとする性質があり、過剰になると共存するタンパク質や脂質、核酸などを酸化・変性させてしまいます。その結果、糖と結合しＡＧＥｓに、脂質と結合してＡＬＥｓになるのです。

健康な人の血糖値は食後2時間以降で１００～１４０㎎／dlを維持しています。糖化は血中の糖とタンパク質との共存時間によって反応生成量が決まります。

このため加齢に伴い糖化により生体中に生成、蓄積するＡＧＥｓ量が増加します。特に糖尿病を発症すると、血糖値が２００㎎／dl以上になる時間が長期間になるため、蓄積するＡＧＥｓ量も健康な人に比べて顕著に多くなります。

皮膚中のＡＧＥｓ量と加齢および糖尿病との関係を調査した結果、皮膚コラーゲン中のＡＧＥｓ蓄積量が加齢とともに増加し、皮膚弾力が健常人に比べて低下していることが確認されています。

糖尿病になると血管壁にもＡＧＥｓが蓄積し、動脈硬化を発症することもわかっています。下肢の毛細血管が詰まって足を切断することになったり、男性性器への血流不全が起こってＥＤ（勃起不全）を発症したりします。また視神経や末梢神経もこのＡＧＥｓによって変性され目が見えなくなったりします。

高血糖は血漿《けっしょう》タンパク質のみならず、網膜の基底膜などの細胞外マトリックスを糖化しＡＧＥｓを生成します。それにより網膜症を起こして失明に至るわけです。

昨今、**スローミイラ現象**と一般的に言われているのはこのことです。

過剰な糖分の摂取により、活性酸素で変性した糖がタンパク質に結合してＡＧＥｓ

というゴミタンパクができます。その結果、**皮膚がたるみ、神経も侵されて、だんだんミイラのようになる**ので、スローミイラ現象と言われているのでしょう。

ＡＧＥｓの蓄積は老化と密接に関係していて、皮膚下へ蓄積すればもちろん肌に老化現象が現れます。糖化が進むと皮膚を構成するコラーゲンに糖化現象が起こり、肌の張りがなくなりしわも増えてきます。資生堂が歳より老けて見える人を集めて調査したところ、いずれも**血液の糖化度が進んでいる**ことがわかりました。

また、ヒトの骨にはカルシウムとコラーゲンがそれぞれ乾燥重量で約50％含まれており、コラーゲンが糖化されると、骨のしなやかさが失われ骨強度が低下するのです。骨折リスクが増大しやすくなる骨格疾患「骨粗しょう症」の原因も、実は糖化が関係しているのです。

糖化を避けることは健康維持と老化予防のためのキーポイントで、その鍵の一つが食事です。糖化を防ぐためにはこれまで解説してきましたように、血糖値のコントロールが欠かせません。そして大切なのは、食後の血糖値の急上昇を避けることです。

この血糖値の上昇具合は、**ＧＩ（グリセミック・インデックス）値**というもので示すのですが、この値が小さいほど血糖値が上がりにくい食品だということになります。

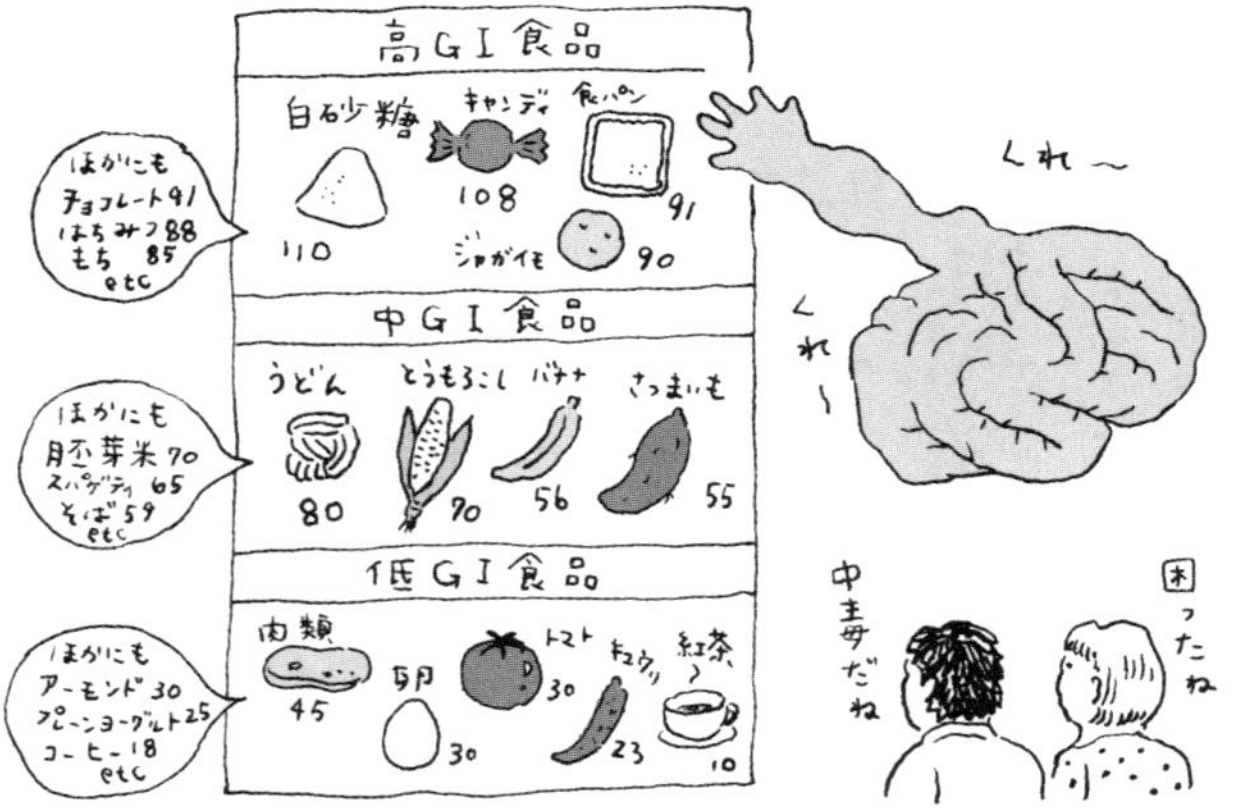

それぞれの食品のGI値はブドウ糖を摂取した場合を100として計算されています。

食べてすぐに血糖値を上げる食品は、高GI食品と呼ばれ、代表的なものには餅、精白米、食パンなどがあります。

反対に食べてから血糖値をゆっくり上げる食品は低GI食品と呼ばれ、代表的な食品には野菜、海藻類、豆類、肉類、魚介類、オールブランのシリアルなどがあります。その中間が中GI食品で、うどん、玄米、ライ麦パン、オートミール、そば、パスタなどです。低GI食品を抗糖化食と呼び、糖化を防ぐ身体づくりに重要な食品となります。

また、食事と同様に大切なのが運動です。栄養をエネルギーに換え、かつ完全燃焼させて、体内に不要なミイラ物質を溜めないように消費するには、筋肉を増やし酸素をたっぷりとることが必要です。それには適度な運動を続けることが一番なのです。

食べても食べても止まらない「ポテチ依存症」

私たちが何かを食べて満足するとき、快感を得たとき、もっと食べ続けたいと思うとき、こんなときには脳内である種の「快楽物質」つまり神経伝達物質が放出されています。神経伝達物質の中の一つである**ドーパミンが脳内に放出されると、多幸感やハイな状態が得られる**といいます。

ドーパミンは「脳内報酬物質」とも呼ばれていて、食べたかったものを食べられたとき、または食べられることが期待されるときも脳内に放出されます。

私の知人である一人の女性について話してみたいと思います。彼女は現在32歳のOLですが、高校生頃から空腹時に強い脱力感や冷や汗をかくことがたびたびありました。症状が現れたときに血糖値を測定すると、40mg／dlと極端に低い値でした。

彼女は仕事を始めてから、私生活と仕事のストレスで暴飲暴食を繰り返すようになりました。お菓子、ジュース、揚げ物が大好きで、夜遅く帰ってから毎日食べていたので体重がどんどん増え、それに反比例するかのように自分の自信が失われていきました。

ある日の夜、彼女はイライラが募って衝動的にチョコレートを2枚も食べてしまいました。食べてからものすごい恐怖感に襲われ、ますます太って醜くなってしまうのではないかと思って、彼女は口の中に自分の指を入れて吐きました。太るのがとても怖い、でもお菓子に伸びる手が止まらない。我慢すればストレス、食べてしまえばまたストレスで苦しくてしょうがない、ということの繰り返しだったと語っています。

女性のストレス解消には「食べること」だとよく言われます。

彼女は収入や将来についても常に不安があり、パン、麺、ご飯などの安い食材しか買いませんでした。ただでさえ少ない収入を貯め込むことに執着し、友人と服を買いに行ったり、おいしいものを食べに行くという楽しみも持てず、いつも我慢していました。だから安価でどこでも簡単に手に入るポテトチップスなどのお菓子を夜な夜な食べて発散させていたのです。

脳に快楽物質を出させるように、彼女はポテトチップスやチョコレートやクッキーなどのお菓子を食べ続けたのですが、その結果、脳も腸も傷害されたようでした。またもなくパニック障害や不安障害などの精神症状が起こり、身体はアトピー性皮膚炎に悩まされるようになりました。

総務省統計局の「家計調査年報」によると、2009年の一世帯あたり家計消費支出額のうち食料支出額は、世帯収入の減少による節約志向やデフレによる物価の下落を反映してか、前年度比2・2%減の78万2693円になっています。一方、菓子類（アイスクリーム・シャーベットを除く）の消費支出額は、前年度比0・9%増の6万1694円となり、家計支出に占める割合は7・9%と増加傾向にありました。つまり**世帯収入が減っても、お菓子はしっかり消費されている**ということなのです。

よって前述の女性と同じく、ストレスをお菓子を食べることで解消している人たちが多くいる可能性があります。また米国では、**肥満する一番の原因はポテトチップス**であるという報告もあります。

確かにイライラしているときや、疲れたときにポテトチップスや甘いものを食べると安心します。脳内の快楽物質であるドーパミンが一気に放出されるのでしょう。

しかし、このような方法では本当のストレス解消とはなりません。ドーパミンは強い依存性があり、ポテトチップスやチョコレートを食べることが習慣となり繰り返し食べ続けることによって、血糖値の上昇下降が激しく起こり、その結果またイライラしてしまうという悪循環に陥るのです。そればかりではありません。あとで述べるように、ポテトチップスなどには身体に悪いトランス脂肪酸が含まれているのです。

体に悪いとわかっていても、糖はやめられない！

肥満の増加は、先進国だけでなく世界中で問題となりつつあります。

現代の消費文明がファストフードなどの高カロリー食がいつでもどこでも手に入り、そうした高カロリー食への欲望を刺激する情報・イメージがさまざまなメディアにあふれていることが肥満の増加の原因だと考えられています。

しかし私は、**糖の摂取過剰が最も重要な原因**だと思っています。

米国イエール大学のR・シンハ教授らが2011年に発表した研究で、肥満者は脳内のブドウ糖レベルが上昇しても、高カロリー食への欲求が脳神経メカニズム的に抑制されないことを明らかにしました。実験は被験者の血糖を操作しながら、高カロリー食品、低カロリー食品、食べ物以外のもの、それぞれの写真を見せ、その際の脳の変化をfMRI（機能的磁気共鳴画像法）を使って分析しました。

その結果、血糖値が低下した場合には食べ物の写真に刺激され、脳の線条体という食欲を喚起する部分から、「食べろ」という緊急信号がどんどん発せられ、大脳の前頭前野にあるそうした食欲抑制機能が失われていました。

さらに血糖値が上昇していたり正常値にある場合は、普通の体重の人々では前頭前野の抑制機能が元に戻っていたにもかかわらず、肥満者では血糖値が戻っても脳の機能は元に戻っておらず、抑制が失われたままで、特に高カロリーの食品の写真が提示されたときに、この抑制反応が失われた状態が顕著に現れたということです。

この結果は、**肥満者は食衝動を抑制する能力が、普通体重者に比べて極めて低下**しているということを示しています。特に糖に関しては脳内のブドウ糖レベルが上昇していても「糖を食べたい」という欲求が起こるということです。**完全に脳が暴走**してしまっているわけです。

砂糖などを摂取するのは太る原因になることを頭ではわかっていても、どうしてもやめられないのです。

世にも奇妙な「学校給食」の衝撃

最近、「学校給食をチェックしよう」という記事を産経新聞で見つけました。

記事によると、チョコチップパン、メロンパン、抹茶金時パンなどの菓子パンが、実際に学校給食の主食として出されていました。実際の献立として「ジャージャー麺、フライドポテト、サイダーポンチ、牛乳」（東京都町田市）、「セルフカスタードクリームサンド、ポトフ、牛乳」（鹿児島市）なども紹介されています。

これらの献立の栄養はほとんど炭水化物中心であり、**砂糖が入ったおやつのようなもの**です。

このような給食に対して父兄から寄せられた意見の1割弱が、「これらの給食のどこがおかしいかわからない」というものでした。現在20歳代の親たちにとって、このような給食は自分たちも当たり前に毎日食べていたもので、変ではないと思うのも当然なのかもしれません。

しかし、このことは私にとってたいへんな衝撃でした。このような給食ばかりを食べていると、子どもたちの身体や精神が変になっていく可能性が高いことは、今までに述べたとおりです。

ハーバード大学医学部のD・モザファリアン博士らは2011年に発表した研究で、体重増加と摂取した食品飲料との関連について、コホート研究結果を報告しました。慢性疾患や肥満がなく、生活習慣のデータが揃っていた12万877人の食品・飲料の摂取と体重変化を調べたものです。年齢、BMI、睡眠、運動、アルコール、テレビ視聴、喫煙といった変数で調整した結果、**体重増加への影響が最も大きかったのは、ポテトチップス、ついでジャガイモ、加糖飲料**でした。

一方、ヨーグルトや穀物、全粒穀類は体重増加を抑えていました。

アメリカではカウチポテトという言葉があるように、日本同様、ポテトチップスやフライドポテト依存症の若者が多いと聞きます。若い頃からポテトチップスや甘いものを食べ続けると肥満になり、そのような偏った食生活を続けることによって生活習慣病や精神の病気まで引き起こすことになるのです。

糖質が肥満の原因になったり、スローミイラ現象を起こしたり、精神的な疾患を起こしたりする可能性があるということを気にする人が少しは増えてきたようです。

しかし、医師や栄養士を含め、**食品のカロリー過多にばかり私たちの目が行っているということ**が、「変な献立のどこが変なのかわからない」という一部の親たちから寄せられた意見となったのでしょう。

また、厚生労働省が決めた日本人の食事摂取基準もおかしいと思います。人体の主な成分比率はタンパク質が約46％、脂質が約43％、ミネラルが約11％、糖質はたった1％です。でも今私たちが食べている食事の主な成分比率は、糖質が約68％、タンパク質が約16％、脂質が約11％、ミネラルが5％です。

どうしてこんなに差があるのでしょうか。

私は厚生労働省が決めた「日本人の食事摂取基準」が影響していると考えています。炭水化物の目標量は1歳～70歳以上まで男女ともに50％以上70％未満となっています。

そんなバカなことがありますか、と私は思います。

前にも述べたように私たちは、解糖エンジンとミトコンドリアエンジンの二つのハイブリッドエンジンで動いています。若いときは解糖エンジンを主として動いていますから、若く活動量が多いときに、適量の炭水化物を摂ることは必要でしょう。しかし50歳以上になっても男も女も総エネルギーの50％以上を炭水化物から摂らなくてはいけないということはあまりにも無謀ではないでしょうか。

糖の摂りすぎは身体に悪いことばかりであると今まで述べてきました。摂りすぎると身体によくない糖質を、一日摂取エネルギーの半分以上が目標量という日本人の食事摂取基準は、脳の暴走を推進するものなのです。早急に変えてもらわなくてはいけません。

うつ病患者が増えたのは、この油の摂りすぎが原因？

糖質とともに、食事での摂取について注意しなければならないのは脂質です。

ヒトを含めて動物は、長い進化の過程で絶えず飢えの危険にさらされてきました。

そのため動物は余分なエネルギーを摂取したときには、それを脂質の形で蓄積し、飢餓の際にそれを利用することによって生き延びる仕組みを獲得しました。

しかし皮肉なことにエネルギーの過剰摂取と運動不足が常態化した現代文明社会において、この仕組みは肥満の原因となり、さらにはメタボリックシンドロームの要因となってきました。

脂質は常温で固体のものと液体のものとに分かれています。脂質の成分はグリセロール3つの水酸基に脂肪酸がそれぞれエステル結合したものです。脂肪酸には炭素数や二重結合の位置および数の違いによってさまざまな種類があります。二重結合を持たない脂肪酸を飽和脂肪酸といい、二重結合を持つ脂肪酸を不飽和脂肪酸といいます。

動物の脂質は飽和脂肪酸が多く、常温では固体です。それに対して植物では不飽和脂肪酸を多く含み融点が低く、多くの場合、常温では液体となります。

飽和脂肪酸はバター、ラード（豚脂）、ヘット（牛脂）などです。不飽和脂肪酸は一価不飽和脂肪酸と多価不飽和脂肪酸に分けられます。

一価不飽和脂肪酸にはオレイン酸がありオメガ9といわれています。これにはオリーブ油、キャノーラ油、ひまわり油、ピーナッツ油、パーム油などがあります。

また、後者の多価不飽和脂肪酸のうち、リノール酸を含む油をオメガ6といい、コーン油、ごま油、大豆油、くるみ油などがあります。そして、α-リノレン酸やDHA、EPAを含む油をオメガ3といい、亜麻仁油《あまにゆ》、しそ油、えごま油、イワシやサンマなどの魚の油があります。

このうちオメガ6とオメガ3は必須脂肪酸であり、**人の身体では合成できないので、食べ物などから摂取することが必要**となります。

いま問題になっているのは、体内で合成できない必須脂肪酸のうち、オメガ6脂肪酸は現代文明社会においては摂取量が拡大傾向にあり、オメガ3脂肪酸が減少傾向にあるということです。この二つの脂肪酸の摂取比率のバランスは、どんどんオメガ6脂肪酸に偏っているのが現代人の食生活であるといわれています。

フランス国立衛生医学研究所のO・マンゾーニ博士らは、オメガ3不飽和脂肪酸の不足が脳神経のシナプス機構と情動行動に有害な結果をもたらすことを明らかにしました。博士らは脳神経が急速に発達する幼児期に慢性的に脂肪酸の栄養バランスが悪いと、成人したあとの抑うつや不安などの情動に悪影響があるのではないかという仮定のもとに、オメガ3脂肪酸とオメガ6脂肪酸に関してマウスを使用した実験を行ないました。

実験の結果、オメガ3脂肪酸が胎児期から常に慢性的に欠乏しているマウスでは、抑うつ行動が生じ、報酬、動機と情動制御に関するシナプスの柔軟性も妨げられていました。

うつ病が20世紀に入って増加しているのは、**オメガ6脂肪酸を多く含む植物油の摂取が増加しているから**だと考えられています。

また、うつ病患者にはオメガ6脂肪酸からアラキドン酸を経て生成される、炎症性の生理活性物質であるエイコサノイドのレベルが高いという報告もされています。

オメガ6脂肪酸は、炎症性のあるロイコトリエンやプロスタグランジンという生理活性物質の原料となります。

一方、オメガ3脂肪酸から生成されるロイコトリエンやプロスタグランジンは同じ名前の物質ですが、炎症を抑えて免疫を増強するような働きをします。

オメガ6脂肪酸を摂りすぎると代謝酵素が共通しているために、拮抗関係にあるオメガ3脂肪酸との摂取バランスが壊れて、過敏性が増加しアレルギーが起こりやすくなるという報告もあります。

さて、私たちの食生活を振り返ってみましょう。ケーキも揚げ物もすべてオメガ9とオメガ6の脂肪酸でできています。

確かにオメガ3は熱に弱く、調理には使いづらいという難点はありますが、私たちが精神的にも肉体的にも健康であるためには、これらの脂肪酸の違いをよく認識し、**オメガ3脂肪酸を進んで摂取することが重要**なのです。

「体にいい油を摂れる」おすすめ料理

いくら身体に悪いと言われようとも、どうしても悪い油の摂取をやめられない人たちがたくさんいます。それは、砂糖の摂りすぎはよくないとわかっていても、やめられないのと同じなのかもしれません。

かつては私も、炭水化物と悪い油ばかりを貪るように食べていました。チャーハン、ギョウザ、ラーメンが大好きで、**食べても食べてもまた次の日には食べたいという、変な依存性**がありました。それはまるで、バカな脳が「もっともっと糖と油を食べろ」と命令しているようにも思えました。

実はこの依存性は、**悪い油ばかりを摂取しているのが原因**でもあったのです。

現代の日本人の食生活は、食のグローバル化も手伝って、肉や油の摂取量が格段に増えています。それはかつて日本人に常食されていた、魚類に含まれるオメガ3脂肪酸の摂取量減少に直接つながっており、必然的に身体は足りないオメガ3脂肪酸を欲しがります。

しかし、現代の食生活でオメガ3脂肪酸を摂取するのは容易ではありません。

改めてスーパーマーケットの売り場を見渡してみましょう。オメガ3脂肪酸の食品が手に入るのは、魚と油が売っている場所のほんの一部のみです。あとはほとんど飽和脂肪酸とオメガ9、オメガ6の脂肪酸が使用されている食品ばかりです。

それに加えて不幸なことに、脳はバカなのでよく考えもせず、「とにかく油が足りないから摂れ」と指令します。脳の60％は脂質でできているということも関係しているのかもしれません。

それで身近にあって安くて手に入りやすい、悪い油を使った食品をやたらと食べてしまう悪循環に陥るのでしょう。

脳の悪口のあとに、腸のお手柄をまたほめることになりますが、腸は油を摂りすぎると下痢を起こしやすくなります。

腸にとって油は消化吸収に時間がかかり、十分に消化されなかった脂質が腸壁に刺激を起こす物質として働きかけます。そうすると多量の腸液が分泌され下痢を起こし、過剰な脂質をなるべく吸収させないように努力するのです。ただし、脂質摂取により慢性的に下痢を繰り返すようでしたら、膵炎《すいえん》の疑いもあるので注意が必要です。

現代人に明らかに不足しているのは、オメガ3脂肪酸であることは間違いなく、毎日の食生活で意識して積極的に摂る必要があるのですが、ここで一つ注意点があります。

オメガ3脂肪酸は非常に酸化されやすい油です。酸化された油が体内に吸収されると、細胞膜にダメージを与え、周りの組織の老化を進行させる可能性があります。よって油が酸化しないように少量ずつ買い求めて冷暗所に保管し、加熱調理を避け、早めに使い切ることが大事です。

中にはグリーンナッツオイルといって、オメガ3脂肪酸の油でも加熱調理が可能だといわれるものもあるようです。これは他のオメガ3脂肪酸系油と比べ、抗酸化力のあるビタミンEの含有量が特に高いからだと思われます。

ビタミンEは多くの油に含まれていて強い抗酸化力を持ち、フリーラジカルと結びついてビタミンEラジカルとなり、フリーラジカルを消失させます。しかし、このようなせっかくの抗酸化成分を壊さないためにも、オメガ3脂肪酸の油はなるべく加熱せずに摂ったほうが良いでしょう。

なお、このビタミンEラジカルは、ビタミンCで還元されてビタミンEに戻ります。揚げ物を食べるときにレモンやスダチなどを搾ったり、天ぷらに大根おろしを添えるのは理に適っているのです。

これらのオメガ3脂肪酸を積極的に摂るために、私が最近お気に入りメニューとしているのが、**新鮮な青魚のお刺身を用いたカルパッチョ風**です。

薄切りにしたお刺身に軽く岩塩をふりかけ、亜麻仁油やえごま油などをたらし、上からレモンやライムを搾ったとてもシンプルな料理ですが、おいしく効率的にオメガ3を摂取できます。地中海を由来とする食事が長寿の秘訣とされているのは、意味がありそうです。

身体に最も悪い「トランス脂肪酸」は食べてはいけない

バターなどの乳製品には、飽和脂肪酸とともにコレステロールが多く含まれています。コレステロールを含まず多価不飽和脂肪酸に富んだ植物油を摂ったほうが良いという考えに基づき、コレステロール含有量の少ない植物油を固形にしたコレステロールフリーのマーガリンが考え出されました。

植物油である多価不飽和脂肪酸は、常温では液体で、酸化しやすい油です。そこで植物油を常温で固形状にし、しかも空気中に安定したものにするにはどうすればよいかが研究された結果、多価不飽和脂肪酸に水素添加するという方法が考えられました。

水素添加すると普通の飽和脂肪酸とよく似ていますが、少しいびつな脂肪酸ができあがります。これが「**トランス脂肪酸**」と呼ばれるものです。

脂肪を研究している科学者たちの間では、油に水素添加することを「**オイルをプラスチック化する**」と言っています。水素添加によって作り出されるトランス脂肪酸は、プラスチック同様、自然界では分解されない物質で、もちろん自然界には存在しない物質なのです。

私たちの周りには、いつのまにかこのトランス脂肪酸を多く含む食品があふれています。マーガリンをはじめ、ショートニング、フライドポテト、ビスケット、クッキー、クラッカー、パイ、ドーナッツ、ケーキ、シュークリーム、アイスクリーム、菓子パン、クロワッサン、インスタント麺など、若者を中心に多くの日本人が喜んで食べているものばかりです。

しかし、自然に存在しない人工産物であるトランス脂肪酸が体内に入り込むと、必須脂肪酸としての役割を果たせないため、細胞膜の構造や働きが正常でなくなってしまいます。その結果、体内で活性酸素が生じるようになるのです。そして、摂取した**トランス脂肪酸の影響を最も受けるのは、脳ではないか**といわれています。それは脳の約60%が脂質でできているためです。

イギリス・オックスフォード大学のピュリ医師らは、トランス脂肪酸が脳の活動に必要な酵素を破壊し、注意欠陥障害（ADD）や、注意欠陥多動性障害（ADHD）などを引き起こす要因になると報告しています。

また、２００４年、アメリカ神経学会の学術誌に発表された論文によると、シカゴ郊外の65歳以上の住民２５６０人を長期間追跡調査した結果、トランス脂肪酸を多く摂っている高齢者は認知症になりやすいと報告されています。

トランス脂肪酸が脳にダメージを与える理由については、次のように考えられています。脳を構成する脂質には、不飽和脂肪酸のオメガ3脂肪酸が欠かせません。しかし、オメガ3脂肪酸が不足している場合には、その代わりにトランス脂肪酸が構成材料に使われることになります。その結果、脳の細胞膜が不安定になり、脳の伝達機能が衰えてしまうのです。

もっとはっきりしていることは、トランス脂肪酸が動脈硬化などを起こす悪玉コレステロールを増やし、予防効果のある善玉コレステロールを減らします。この結果を受けてＷＨＯは、トランス脂肪酸の摂取量を、総エネルギー摂取量の１％未満とする目標基準を設けるなど、トランス脂肪酸の摂取に関しては、現在欧米を中心として厳しい規制の動きが広がっています。

それなのに日本では、食品についてトランス脂肪酸の表示義務はまったくなされていません。２０１２年に開かれた内閣府食品安全委員会の専門調査会でも、「通常の食生活では健康への影響は少ない」として、日本国内での規制は不要とする内容の評価書をまとめました。

食品安全委員会は「多くの日本人のトランス脂肪酸の摂取量は1%未満なので心配ない」という結論を出したのです。

しかし、フライドポテトやアイスクリームなどが大好きな日本人はいっぱいいます。それらの人々の摂取量は、基準値を超過する可能性が十分にあるのです。

「脳にも腸にも悪い」ことがはっきり科学的に説明できるトランス脂肪酸の規制を、なぜ日本の国の機関が行なわないのでしょうか。

ゴキブリも食べないマーガリン、いつまでも腐らないフライドポテト

私の友人はフライドポテトが大好きで、ドライブスルーでよく買って車の中で食べていました。2年ぶりに車内を掃除したところ、おそらく2年前に落としたままのフライドポテトが埃にまみれていたものの、カビも生えずもちろん腐ってもおらず、**ま**

るで買ったばかりのような形で見つかりました。

ファストフードの店では、ポテトやチキンをカラッと揚げ、ドーナッツをサクサクにした食感に仕上げるため、植物性ショートニングを高温で溶かし、揚げ油として使っています。

言い換えるとファストフード店のフライドポテトは、**ポテトの表面にプラスチックをコーティングしたようなもの**です。ファストフードのフライドポテトが腐りにくいのはそのためでもあるでしょう。

『スーパーサイズ・ミー』というアメリカのドキュメンタリー映画を知っている方は多いと思います。監督のモーガン・スパーロックが、30日間ファストフードを食べ続けた結果、体重が11kg増え、うつ状態になり、性欲は減退し、かなり深刻な肝臓の炎症を起こしたという記録です。

そればかりか、ファストフードを食べずにはいられなくなる、という中毒のような症状も現れたといいます。ファストフード店で使われている油とその調理法がいかに身体に悪いか、フライドポテトに含まれる**トランス脂肪酸と過酸化脂質などが、脳ばかりではなく身体全体を蝕むことがはっきり示された**のです。

アメリカや韓国など10の地域では、トランス脂肪酸の表示が義務付けられています。しかし日本ではそうした措置はまったくとられていません。

これまで本書では炭水化物の摂りすぎと、脂質の摂取バランスについて述べてきました。私たちの周りには砂糖たっぷりの清涼飲料水や、トランス脂肪酸を含んだ食品がたくさん目につきます。炭水化物と悪い油の組み合わせでできた食品が非常に多いのです。こういった食品ばかり食べていると、私たちの健康は少しずつ害されていくのです。

デンマークでは2011年10月から「脂肪税」という課税制度が導入されました。健康に悪影響を及ぼす食品を減らし、国民の平均寿命を延ばす目的で、2・3%以上の飽和脂肪酸を含むチーズやバター、肉の加工食品を対象とし、1kgあたり220円前後の課税を行なうというものです。

さらに2012年1月には、通称「チョコレート税」と呼ばれる税制も始まり、菓子、アイスクリーム、糖分を含む清涼飲料水、ビールやワインなどの税金も引き上げました。

また、ハンガリーでも2011年9月に国民健康推進税（通称「ポテトチップ税」）

を導入しました。これはスナック菓子や清涼飲料水に課税するものです。

同様に、フランスでは2011年12月、通称ソーダ税と呼ばれる税制が導入され、砂糖の添加された炭酸飲料に課税されています。

こういった税金制度を日本で導入するとすれば、消費者をはじめとして関連業界からたいへんな反対の声が上がるのは間違いありません。しかし当事国のデンマークやハンガリーでは、実際この税制度が始まっており、国民は受け入れて生活しています。

デンマークやハンガリー、フランス国民は、このような税金を取られてさぞ不満があるのではないかと思いますが、国民の生活を守り社会保障が充実することをもって、どうやら国民は増税を容認しているようです。

理想は「まるごと地球をいただくような食事」

こんなに科学が発達している現代でも食べ物に関しては、「何が身体によくて、何が悪いか?」の答えがどんどん変わって混乱しています。

最近、医学や科学的技術の進歩によって、長寿や老化の仕組みが少しずつ解明されています。

過去に「無菌マウスが長生きする」という研究結果が発表されたことがありますが、その結果を真に受けて、人間も腸内細菌が少ないほど長生きする、などと述べた学者も出てきました。

しかしよく考えてみると、私たちは過去から今日まで、無菌状態でこの地球上に存在したことはないことに気がつきます。無菌マウスを私たちの住んでいる普通の環境に置いただけで、たちまち感染症にかかって早死にしてしまうのです。腸内細菌がいない人間が長生きすると思った学者は、頭だけで考えた学者だったのでしょう。

また最近では、カロリー制限をすると長寿遺伝子の一つである「サーチュイン遺伝子」が活性化され、体内の異常な代謝システムを改善して長寿につながるという説が出てきました。この説を支持する学者は「粗食が寿命を延ばす」と主張しています。

一方、日本の高齢者を見ると、加齢による食欲の低下と、一人暮らしや高齢者だけの世帯の増加などが原因で、低栄養が問題になってきています。東京都健康長寿医療センターの新開省二博士らの研究グループは、１９７６年から16年間続けた第一期小金井スタディー、さらに1991年から20年間続いた第二期小金井と南外スタディーの研究結果から、しっかり食べて栄養状態の良い高齢者が長生きしているという結果を出しています。

２０１２年、「第4回ヘルシィエイジング学会学術集会」が東京女子医科大学で開催されました。そのワークショップのテーマは、「食生活に関して『しっかり食べろ派』に対する『粗食派』あなたはどちらですか」というものでした。

「しっかり食べろ派」の論客として新開博士が登場し、一方、「粗食派」の論客は、カロリー制限やサーチュイン遺伝子を研究している有名教授でした。議論では動物実験におけるカロリー制限を人間にそのまま当てはめていいかどうかや、中年期の肥満やメタボをどのように考えるかなどが話し合われました。

しっかり食べろ派は「粗食では活動のために必要なエネルギー分が残らない」と主張しましたが、カロリー制限派は「それは心配ない。カロリー制限するとミトコンドリアが増えてエネルギー効率が良くなる」と主張していました。

しかしこんな議論では、本当の結論は導かれないのではないかと思います。**摂取カロリーだけで健康が決まるのではなく、食品の内容や食べ方のバランスが健康を決め**

るのです。

粗食という概念を「ごはんと漬物と味噌汁だけ」だとすれば、栄養素から見ると炭水化物がほとんどで、これだけでは到底粗食が長寿を導くなどということは考えられません。一方、しっかり食べろ派でも、炭水化物と悪い油を使った食品ばかり食べていては同じだと思います。

研究者のみならず日本人全体が、一部分だけを取り上げた研究結果から全体の結論を導くのではなく、もっと広範に物事を考えるべきだと思います。

今、日本ではうつ病など心の病気も増えてきています。なぜうつ病が増えてきたかを脳の機能からだけで解明しようとしたり、脳の特定部分に作用する薬を開発したりしていますが、私は腸内細菌を含めた身体全体の問題として原因解明に当たるべきだと思っています。

日本人の脳は「木を見て森を見ず」の状態になっているのではないでしょうか。それに伴い、脳の指令によって腸はいらない栄養や添加物をどんどん与えられ、草がほとんど生えない状態になりつつあります。

本来、私たちの**腸はもっと多様性に富んだ栄養を欲している**はずです。身体にいいからといって、一つの成分だけを精製した食品ばかり食べても、腸は喜ばないのです。「**ピュアなものほど身体に悪い**」と私は思っています。また、粗食がいいからといって、炭水化物や悪い油ばかり食べることも腸は喜びません。

人類発生当初に私たちが食べていたような、**まるごと地球をいただくような食事**が理想的です。そうすると、腸内は青々とした緑の大草原のようになって正しい食物連鎖となり、健康的な命のサイクルが回り始めるのです。

私が実践する「腸を鍛える」生活習慣

最後に私が日々実践している「腸を鍛える方法」をまとめておきます。

①糖質は摂らない
②飽和脂肪酸やトランス脂肪酸を摂らない
③食品添加物や化学調味料は摂らない

④色のついた野菜や果物を摂る
⑤発酵食品を摂る
⑥ステーキを週1～2回食べる
⑦フランス料理やイタリア料理を月1回食べる
⑧食べすぎない
⑨食事は大好きな人とゆっくり
⑩嫌いな人とは絶対に食事しない
⑪よく噛んで食べる
⑫お酒は気の合う人と一日2合まで
⑬湧き出た生の水を飲む
⑭脳だけでは考えない
⑮腹で呼吸する
⑯足るを知る
⑰あるがままに今を生きる
⑱とにかくたくさん大笑いする

⑲ポジティブに生きる
⑳ウォーキングは楽しく毎日
㉑バカでい続ける
㉒常に好奇心を持ち続ける
㉓多様性を認める
㉔週1回温泉に入って身体を温める
㉕早寝早起きをする
㉖いつまでも恋をし続ける
㉗セックスを楽しむ

このような27項目を実践していると、腸も脳も喜んで元気になり、身体の不調も心の不安も確実に消滅すると私は思っています。

このことがバカな研究を長年し続けてきた私自身への約束にもなっているのです。

◆ おもな参考文献

『遺伝子が処方する脳と身体のビタミン』石浦章一／羊土社

『ミミズの話』エイミィ・ステュワート著、今西康子訳／飛鳥新社

『教授とミミズのエコ生活』三浦俊彦／三五館

『フランス人は「ママより女」』ドラ・トーザン／小学館

『こころの免疫学』藤田紘一郎／新潮選書

『アレルギーの9割は腸で治る！』藤田紘一郎／だいわ文庫

『免疫力をアップする科学』藤田紘一郎／ソフトバンククリエイティブ

『子どもをアレルギーから守る本』藤田紘一郎／だいわ文庫

『ヘタな人生論より一休のことば』松本市壽／河出書房新社

『思い違いの法則』レイ・ハーバート著、渡会圭子訳／インターシフト社

『KLUGE 脳はあり合わせの材料から生まれた』
ゲアリー・マーカス著、鍛原多惠子訳／早川書房

『さあ、才能（じぶん）に目覚めよう』
マーカス・バッキンガム＆ドナルド・O・クリフトン著、田口俊樹訳／日本経済新聞社

『脳は意外とおバカである』コーデリア・ファイン著、渡会圭子訳／草思社

『セカンドブレイン』マイケル・D・ガーション著、古川奈々子訳／小学館

『ポテチを異常に食べる人たち』幕内秀夫／WAVE出版

『免疫進化論』安保徹／河出文庫

『危険な油が病気を起こしてる』J・フィネガン著、今村光一訳／中央アート出版

『主食をやめると健康になる』江部康二／ダイヤモンド社

『人類の自己家畜化と現代』尾本惠市／人文書院

『絶倫食』小泉武夫／新潮社

『父と息子 イチローと私の二十一年』鈴木宣之／二見書房

本書は、三五館より刊行された単行本を文庫化したものです。

藤田紘一郎（ふじた・こういちろう）

一九三九年、中国東北部（満州）に生まれる。

東京医科歯科大学医学部を卒業し、東京大学大学院医学系研究科博士課程を修了。医学博士。金沢医科大学教授、長崎大学教授、東京医科歯科大学大学院教授、人間総合科学大学教授を経て、現在は東京医科歯科大学名誉教授。

専門は寄生虫学と熱帯医学、感染免疫学。日本寄生虫学会小泉賞、講談社出版文化賞・科学出版賞、日本文化振興会・社会文化功労賞および国際文化栄誉賞など受賞。

おもな著書に『図解 体がよみがえる「長寿食」』『体と心の疲れが消えていく「滋養食」』（三笠書房）『体がよみがえる「長寿食」』（三笠書房《知的生きかた文庫》）のほか、『腸内革命』（海竜社）、『50歳からは炭水化物をやめなさい』『アレルギーの9割は腸で治る！』（以上、大和書房）など多数がある。

知的生きかた文庫

脳《のう》はバカ、腸《ちょう》はかしこい

著者　藤田《ふじた》紘一郎《こういちろう》

発行者　押鐘太陽

発行所　株式会社三笠書房

〒一〇二―〇〇七二 東京都千代田区飯田橋三―三―一

電話〇三―五二二六―五七三四〈営業部〉

〇三―五二二六―五七三一〈編集部〉

http://www.mikasashobo.co.jp

印刷　誠宏印刷

製本　若林製本工場

© Koichiro Fujita, Printed in Japan

ISBN978-4-8379-8623-2 C0130

＊本書のコピー、スキャン、デジタル化等の無断複製は著作権法上での例外を除き禁じられています。本書を代行業者等の第三者に依頼してスキャンやデジタル化することは、たとえ個人や家庭内での利用であっても著作権法上認められておりません。

＊落丁・乱丁本は当社営業部宛にお送りください。お取替えいたします。

＊定価・発行日はカバーに表示してあります。

知的生きかた文庫

体がよみがえる「長寿食」

藤田紘一郎

〝腸健康法〟の第一人者、書き下ろし！年代によって体質は変わります。自分に合った食べ方をしながら「長寿遺伝子」を目覚めさせる食品を賢く摂る方法。

40歳からは食べ方を変えなさい！

済陽高穂

ガン治療の名医が、長年の食療法研究をもとに「40歳から若くなる食習慣」を紹介。りんご＋蜂蜜、焼き魚＋レモン……「やせる食べ方」「若返る食べ方」満載！

40代からの「太らない体」のつくり方

満尾 正

「ポッコリお腹」の解消には激しい運動も厳しい食事制限も不要です！ 若返りホルモン「DHEA」の分泌が盛んになれば誰でも「脂肪が燃えやすい体」に。その方法を一挙公開！

行ってはいけない外食

南 清貴

ファミリーディナー、サラリーマンランチに潜む意外な危険がわかる本！今からでも間に合う「安全」「安心」な選び方、教えます。

食べれば食べるほど若くなる法

菊池真由子

1万人の悩みを解決した管理栄養士が教える簡単アンチエイジング！シミにはミニトマト、シワにはナス、むくみにはきゅうり……肌・髪・体がよみがえる食べ方。

C50361